刘沛然

效方拾见

主编 薄云

世界图书出版公司

图书在版编目（CIP）数据

刘沛然效方拾贝 / 薄云主编 . -- 北京：世界图书
出版公司，2021.12
ISBN 978-7-5192-8956-0

Ⅰ . ①刘… Ⅱ . ①薄… Ⅲ . ①验方－汇编 Ⅳ .
① R289.5

中国版本图书馆 CIP 数据核字（2021）第 197698 号

书　　名	刘沛然效方拾贝
（汉语拼音）	LIU PEIRAN XIAOFANGSHIBEI
主　　编	薄　云
总 策 划	吴　迪
责任编辑	马　智　崔志军
装帧设计	刘　琦
出版发行	世界图书出版公司长春有限公司
地　　址	吉林省长春市春城大街 789 号
邮　　编	130062
电　　话	0431-86805559（发行）0431-86805562（编辑）
网　　址	http://www.wpcdb.com.cn
邮　　箱	DBSJ@163.com
经　　销	各地新华书店
印　　刷	三河市嵩川印刷有限公司
开　　本	880 mm×1230 mm　1/32
印　　张	7.5
字　　数	150 千字
印　　数	1-2 000
版　　次	2022 年 1 月第 1 版　2022 年 1 月第 1 次印刷
国际书号	ISBN 978-7-5192-8956-0
定　　价	88.00 元

《刘沛然效方拾贝》

编委会

主　审　薄会英

主　编　薄　云

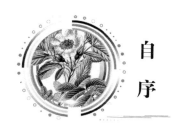

自 序

　　余自念学疏才浅，混际医界，徒有滥竽，虽有主任中医师之职称，亦是"盛名之下，其实难副"。吾辈岂能"但竞逐荣势，企踵权豪，孜孜汲汲，唯名利是务"！为了不忘初心，更好地继承和发扬中医事业，每多浏览名医之作，丰富临床经验。

　　偶获刘沛然先生编著的《实用中药歌诀》一书，甚为欣喜。刘老乃国家名老中医，比家父年长20岁，是其最敬佩的老师，每有疑难重症，常请刘老会诊。老先生治学严谨，精通经典，用药广泛，颇多发挥，治疗疑难重症，有胆有识，药量超常，每获奇效。有记者说"刘老勤奋过人、记忆过人、聪明过人"。还有人说他是能治、能讲、能写的全能中医，这是对刘老的高度概括。

　　《实用中药歌诀》中，许多附方是刘老多年临床治疗疾病的经验总结。非常宝贵，令人大开眼界。为了学习时查找方便，将其进行了分类整理，书中中西医病名并存，以保持原貌。因为是处女之作，缺点错误在所难免，望同道批评指正，以利提高。

在编写过程中，周智勇先生、薄会杰女士、薄乐女士给予了大力的帮助，王佳老师设计了封面，特此表示感谢。

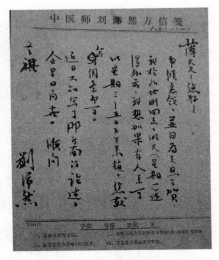

（附：刘老写给家父的信）

2021年6月

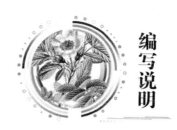

1．本书为全国著名老中医刘沛然先生编著的《实用中药歌诀》一书中效方的分类整理。如果两者相互参阅，既便捷又详细。

2．书中病名保持原貌，中西并存，中医工作者一看便懂，比单用西医统一更加有利、准确。

3．书中分类有些欠缺，有的病名两科并见，查找时全面一些，便可了然。

4．效方中有的药量超常，这可能正是刘老的过人之处，不敢擅改，只在药量后用（？）标明，以消除读者认为是本书之误的疑虑。

5．原书中有的文字编者认为有误，便在（　）号内加以更正，以供参考。

6．效方中有的药物不写用量，编者不敢擅加，只在药后用（缺量）二字标明，请读者应用时自酌。

7．效方中毒性药、超量药在应用时必须慎重，以免发生意外。

8．为保持书中相同药物名称一致，文中部分药名名称已修改统一，在本书的最后添加了"原书与本书药名对照表"，方便两者相互参阅。

编　者

2021年6月

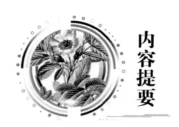

内容提要

　　有效方剂是中医先辈经多年临床实践总结出来的宝贵经验和财富，本书是从全国著名老中医刘沛然先生编著的《实用中药歌诀》一书中拾贝而来。其中附方用药独特，有胆有识，耐人寻味。将其按内、外、妇、儿、男及皮肤、五官等各科相关疾病进行归纳、整理，便于查阅和应用，对临床中医工作者及在校学生、中医爱好者来说，是一部不可多得的好书。

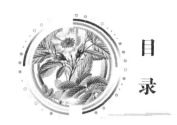

目 录

内科疾病

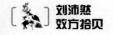
外科疾病

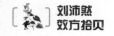

妇科疾病

儿科疾病

男科疾病

皮肤科疾病

五官科疾病

附录

内科疾病

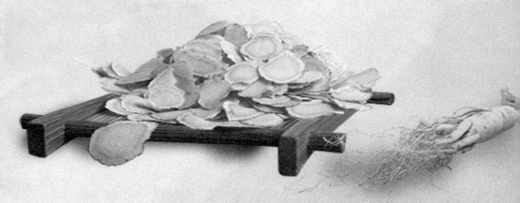

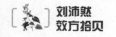
循环系统疾病

心肌硬化症

浮萍强心逐水汤：浮萍60g，桑枝30g，桑皮20g，地龙20g，杏仁15g，紫菀12g，米香附15g，卷柏15g，苏叶20g，赤小豆60g，桂枝10g，丝瓜络15g，水煎服。治疗心肌硬化症。

多发性室性早搏

治多发性室性早搏方：五灵脂15g，半夏20g，五加皮15g，附子3g，片姜黄6g，卷柏30g，薏仁15g，牛膝12g，桃仁12g，石菖蒲15g，生牡蛎30g（先煎），鲜生姜30片，水煎服。

上下甲煎：鳖甲30g，龟板20g，龙齿（缺量）（先煎），阿胶15g（烊化），炙甘草30g，明党参12g，肉桂3g，煨姜3g，二冬各10g，熟地30g，薏仁12g，肥玉竹30g，甘松20g，沉香3g，水煎服。治疗多发性室性期前收缩（形成三联律）。

窦性心动过速

加味麻黄附子细辛汤：麻黄6g，附子15g，细辛6g，半夏20g，白慈姑20g，生牡蛎60g（先煎），生龙齿30g（先煎），薏仁15g，浮萍30g，桃仁10g，丹参30g，诃子6g，水煎服。治疗窦性心动过速、左束支传导阻滞。

心动过缓

皂刺山甲煎：皂角刺20g，穿山甲3g，半夏12g，细辛10g（后入），茯苓30g，附子15g，党参10g，甘草30g。治疗心肌劳损、心动过缓。

甘松解郁汤：甘松20g，浮萍30g，蝉蜕15g，五加皮12g，麻黄3g，附子30g（先煎），半夏20g，莲房30g，蔓荆子20g，干姜3g，薤白15g，杏仁6g，陈皮12g，水煎服。治疗心动过缓（36～40次/分）。

半夏浮萍汤（治病态窦房结综合征方）：半夏10g，浮萍30g，五加皮15g，麻黄6g，附子20g，莲房30g，蔓荆子30g，干姜10g，薤白头15g，杏仁6g，陈皮12g，鲜生姜30片，水煎服。治疗心动过缓（心率46次/分）频发房早伴阵发性房速。

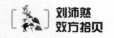
心缓速复汤：蔓荆子30g，莲房15g，桑叶15g，地龙12g，菊花12g，附子12g，苦丁香10颗，银柴胡20g，贡白术12g，白人参10g，炮姜6g，荆芥穗炭10g，芡实12g，水煎服。治疗心动过缓。

心动过速

治室上性心动过速方：五灵脂20g，合欢花30g，半夏20g，茯苓60g，蕤仁15g，附子6g，怀牛膝10g，干姜3g，没食子3g，鲜生姜30片，水煎服。18剂药后，心率82次/分。治疗室上性心动过速（心率180次/分）。

黄精抑厥汤：黄精30g，五灵脂12g，半夏20g，细辛10g（后下），茯神20g，附子20g（先煎），鲜生姜3片，水煎服。治疗心动过速（110～130次/分）。

没食子：没食子120g打碎放入锅内水中，上面蒸大枣（劈开）500g，每服10枚大枣，每日服3～6次。治疗心动过速及月经过多（血漏症）。

心律失常

茯苓调律汤：茯苓60g，生牡蛎20g（先煎），麻黄3g，半夏15g，肥玉竹30g，附子20g（先煎），细辛10g（后入），桑螵蛸10g，炙甘草20g，水煎服。治疗心律失常。

半夏麻黄汤：半夏10g，麻黄15g，鲜生姜30g，大枣20枚。治疗心律不齐，服27剂痊愈。

肺源性心脏病

葶苈地龙汤：葶苈子20g，地龙20g，水蛭6g，浮萍60g，通草6g，五加皮12g，桑枝20g，防己6g，紫菀12g，红小豆30g，泽兰30g，杏仁3g，卷柏20g，水煎服。治疗肺源性心脏病。

己椒苈黄丸：防己12g，葶苈子12g，大腹皮30g，椒目6g，枳实20g，生蒲黄20g（包煎），大黄1g，蜜枇杷叶30g，半夏20g，茯苓30g，桑皮20g，五加皮15g，草决明12g，五味子6g，杏仁6g，鲜生姜20片，水煎服。治疗肺源性心脏病。

心肌炎

加味紫芝丸：半夏10g，五灵脂20g，生蒲黄30g（包煎），甘松10g，麻黄1g，附子10g，茯苓20g，鲜生姜30片，水煎服。主治心肌炎（心电图提示：频发房性期前收缩，阵发二三联律）。

紫葳循营汤：紫葳30g，两头尖20g（打），赤芍12g，生蒲黄20g（包煎），五灵脂15g，红花12g，桃仁10g，当归15g，柴胡20g，明党参15g，桂枝6g，半夏20g，鲜生姜20片，水煎服。主治心肌炎、风热身痒、风疹块。

莲房培脾汤：莲房30g（半生半炭），升麻子20g，炒苍术15g，炒苍耳子6g，天南星6g，葛根10g，五灵脂15g，生蒲黄20g（包煎），苏赤木15g，半夏20g，鲜生姜20片，水煎服。治疗心肌炎。

肺源性心脏病合并心力衰竭

干姜附子汤：干姜12g，附子20g，薤白20g，全蝎3g，焦栀子20g，细辛10g，茯苓60g，防己6g，红小豆30g，红人参6g，苏叶15g，卷柏12g，水煎服。治疗肺源性心脏病合并心力衰竭。

暂时性脑贫血及眩冒

白薇汤：白薇30g，当归20g，党参15g，生石决明（先煎）30g，蔓荆子20g，莲房15g，明天麻15g，甘草20g，葱白寸许，水煎服。治疗暂时性脑贫血及眩冒。

脑梗死

通闭汤：玄参90g，茄根10g，浮萍30g，红花20g，当归15g，丹参20g，水蛭20g，路路通3个，槟榔20g，熟地20g，通草6g，穿山甲6g，大黄3g，附子20g（先煎），细辛60g（后入），水煎服。治疗脑梗死，一般30剂而愈。

心缓、心悸、下肢指陷性水肿

紫菀平悸汤：紫菀20g，马兜铃20g，香薷10g，茯苓20g，木瓜10g，附子1g，薏仁15g，浮萍20g，通草12g，薤白10g，灯心草3g，水煎服。治疗心缓、心悸、下肢指陷性水肿。

下肢瘫痪、半身不遂

大秦艽汤加减：秦艽15g，羌活6g，防风6g，川芎6g，白芷3g，黄芩12g，生石膏30g（先煎），地龙20g，当归20g，赤芍25g，茯苓20g，炒苍术12g，水煎服。治下肢瘫痪、半身不遂。

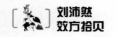
血滞胁痛

旋覆沉降汤：旋覆花15g，枳实炭15g，莱菔子15g，合欢花20g，苏赤木15g，泽兰20g，忍冬藤30g，地龙15g，白薇12g，郁金10g，水煎服。治疗血滞胁痛。

高血压

治高血压方：青葙子30g（打），水煎2次，每次200mL，顿服，连服15天。

蛛网膜下腔出血

栀子金花汤：焦栀子15g，黄连3g，黄芩12g，大黄1.5g，丹皮15g，龙胆草1.5g，生石决明60g（先煎），生牡蛎30g（先煎），蚕沙（包煎）30g，生地炭60g，金银花炭90g，水煎服。治疗蛛网膜下腔出血。

脑积水（解颅）

解颅调奇煎：僵蚕15g，蝉蜕15g，姜黄3g，大黄3g，杏仁3g，厚朴6g，藁本12g，泽泻40g，玳瑁6g（先煎），瓜蒌40g，水煎服，连服1个月。治疗解颅（脑积水）。

脑出血后遗症

栀子金花丸加味：焦栀子20g，川黄连1g，黄芩12g，大黄6g，盐柏15g，珍珠母20g（先煎），生蒲黄30g（包煎），玳瑁20g（先煎），天竺黄10g，丹皮12g，生地炭30g，野菊花20g，水煎服。治疗脑出血后遗症、半身不遂、语謇。

动脉硬化

金钱穿山汤：金钱白花蛇1条（为面冲服），当归24g，茄根15g，桂枝12g，赤芍24g，细辛30g（后入），通草12g，浙贝15g，浮萍15g，漏芦10g，穿山甲6g，怀牛膝15g，巴戟天20g，水煎服。治疗动脉硬化症。

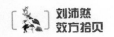

呼吸系统及胸部疾病

肺痿（CT诊断肺不张）

红白黑汤：白蔹20g，五加皮15g，蜜枇杷叶30g，蜜百合20g，白前20g，白及12g，白薇15g，白果10g，血竭花6g（为面冲服），黑元参30g，生蒲黄20g（包煎），红花12g，水煎服。治疗肺痿（CT诊断肺不张）。

十年咳嗽

治十年咳嗽方：卷柏20g，桑枝30g，杏仁6g，蜜麻黄6g，炒苏子12g，薤白20g，盐柏6g，黄芩12g，香薷10g，竹叶30g，雷丸20g（打碎），海浮石30g，水煎服，三剂瘳。

邪热咳嗽

荆芥宣热汤：荆芥穗6g，前胡12g，竹叶20g，干姜6g，桂枝6g，桔梗20g，防风6g，白前15g，白薇20g，焦栀子20g，瓜蒌皮20g，桑叶30g，水煎服。治疗邪热咳嗽。

寒热咳嗽、咽喉肿痛

清咽汤：薄荷6g，杏仁6g，荆芥穗10g，防风6g，桔梗20g，生枳壳10g，浮萍30g，恶实20g，前胡10g，僵蚕12g，橄榄15g，甘草6g，水煎服。《疫喉浅论》载疫喉初起，寒热咳嗽，咽喉肿痛治之。

慢性或喘息性气管炎

芥辛膏穴敷法：初、中伏用：细辛0.6g，甘遂0.6g，白芥子0.6g，延胡0.6g，生半夏0.6g，樟脑0.3g，冰片0.06g，胆矾0.06g（以上为一人量）。末伏添：附子0.09g，川椒0.06g。药物制法与用法：上药混合研成细末（100人份加鲜生姜1500g，绞汁和匀），混膏装瓶备用。穴位：肺俞、心俞、膈俞（六处），胸前璇玑、膻中。敷时用鲜生姜断面擦净皮肤，放药膏玉米粒大，外封风湿橡皮膏，固定2小时以上。治慢性气管炎或喘息性气管炎。

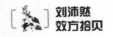

慢性气管炎

枯草百部汤：夏枯草30g，百部3g，雷丸20g（打），怀牛膝20g，白附子3g，前胡20g，麻黄6g，橘红10g，枳实15g，生龙齿40g（先煎），生石膏30g（先煎），薤白15g，杏仁6g，川楝子3g，甘草12g，水煎服。治疗慢性气管炎。

支气管哮喘

薤白定哮汤：薤白30g，红花20g，白鲜皮15g，五加皮12g，泽泻20g，竹叶15g，生艾叶6g，前胡20g，生牡蛎60g（先煎），水煎服。主治支气管哮喘。

桑螵蛸抑哮汤：桑螵蛸15g，生龙齿20g（先煎），薤白10g，枳实12g，诃子3g，怀牛膝20g，雷丸15g（打碎），灯心草3g，大黄3g，钩藤20g（后入），生甘草20g，水煎服。治疗支气管哮喘。

脱敏定喘汤：雷丸20g，生牡蛎20g（先煎），龙齿30g（先煎），夏枯草15g，合欢花15g，远志10g，桃仁10g，薤白15g，连翘20g，百部1g，蜜桑皮15g，炙甘草12g，水煎服。治疗支气管哮喘、喘息性气管炎。

龙齿静喘汤：龙齿40g（先煎），瞿麦30g，明党参12g，零陵香12g，附子6g，钩藤15g，僵蚕12g，羌活12g，雷丸12g（打），薤白20g，白附子6g，水煎服。治疗支气管哮喘。

急慢性支气管炎

钩藤冬花饮：钩藤15g，款冬花15g，蜜麻黄3g，百部6g，梨汁半碗，七爪6g，僵蚕10g，天南星3g，杏仁6g，卷柏12g，生石膏30g（先煎），甘草10g，水煎服。治疗急慢性支气管炎。

顽固性支气管哮喘

女贞百部煎：女贞子20g，百部6g，枸杞子20g，附子3g，石斛20g，黄芩10g，地骨皮20g，紫菀20g，款冬花15g，荆芥穗10g，雷丸30g（打），鹤虱30g，香附6g，水煎服，蛤蚧1对为末，冲服，每次3g。治顽固性支气管哮喘。

过敏性哮喘

雷丸脱敏煎：雷丸30g（打），香薷6g，厚朴12g，前胡15g，钩藤20g，白附子6g，天南星3g，羌活3g，苦参10g，鹤虱

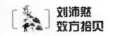

30g，丹参30g，白前15g，生龙齿40g（先煎），浮萍30g，灯心草3g，水煎服。治疗过敏性哮喘、水肿（过敏体质水肿）。

久喘

壮肾接真丸：全蛤蚧2对，海马30g，海龙15g，巴戟天15g，泽泻12g，冬虫夏草30g，覆盆子15g，枸杞子15g，附子6g，龟胶18g，鹿胶30g，肉苁蓉18g，怀山药24g，熟地24g，淫羊藿15g，知母10g，盐柏10g，肉桂6g，共为极细末，蜜丸6g重，每服2粒，每日服2~3次。

伏天喘息

息齁马勃汤：马勃20g（包煎），雷丸20g（打），钩藤20g，白附子3g，天南星3g，半夏20g，灯心草3g，鹤虱30g，百部6g，白前20g，前胡20g，五加皮10g，夏枯草20g，鲜生姜20片，水煎服。

阳虚哮喘

复潜附子汤： 附子15～50g（先煎），生龙骨30g（先煎），生牡蛎30g（先煎），党参12g，蜜黄芪30g，炒苍术10g，贡白术6g，水煎服。治阳虚哮喘。

肺气肿

玄精息喘煎： 玄精石30g（煅先煎），当归12g，熟地30g，骨碎补12g，木瓜15g，前胡20g，五加皮15g，夏枯草30g，百部15g，薤白15g，怀牛膝20g，雷丸20g（打碎），法半夏12g，灯心草3g，水煎服。治疗肺气肿、喘息、遗尿、多汗。

治肺气肿（哮喘）方： 蛤蚧4对，全蝎120g，荆芥穗20g，百部30g，前胡60g，厚朴60g，沉香10g，天门冬30g，防己20g，皂荚10g，冬虫夏草30g，大戟15g，桂枝20g，红人参20g，五爪30g，五味子20g，干姜20g，上药共为极细面，炼蜜为丸，6g重，每服2～3粒，每日服3次，白水送下。

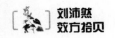
肺气肿喘息

龟板冬虫丸：龟胶40g，大戟15g，芫花20g，半夏60g，姜皮15g，川楝炭20g，马勃20g，桑皮20g，雷丸60g，茯苓30g，生牡蛎30g，葶苈子20g，防己30g，泽泻60g，赤芍30g，白前40g，前胡60g，桂枝20g，贡白术30g，冬虫夏草30g，鳖甲30g，全蝎60g，海马30g，海龙30g，海蛆30g，蛤蚧2对，七爪30g，紫菀60g，共为极细面，炼蜜为丸，6g重，每服3粒，每日服3次，白水送下。治疗肺气肿喘息。

肺心病

治水肿方：浮萍60g，水蛭12g，生蒲黄30g（包煎），两头尖20g，五灵脂12g，苏赤木24g，明没药12g，三棱24g，红花12g，防己18g，薏苡仁30g，五加皮24g，忍冬藤30g，大戟3g，水煎服。

肺炎、心力衰竭

羚羊清肺汤：羚羊角2g，红人参6g，黄芩10g，蜜桑皮

10g，地骨皮15g，桑叶15g，知母15g，蝉蜕12g，炙甘草6g，水煎服。治疗肺炎、心力衰竭。

结核性胸腔积液

芫花涤饮煎：芫花由3g加至12g（炒），白薇15g，白慈姑60g，白芥子6g（炒），鹿角霜30g（先煎），枳实炭20g，桂枝6g，通草10g，蜜款冬花15g，伸筋草20g，大戟1～3g，蜜麻黄6g，水煎服。主治结核性胸腔积液。

疹收没后喘息

加减泻白散：桑皮6g，地骨皮9g，黄芩9g（酒），马兜铃3g，焦栀子6g，黄连6g（酒），桔梗6g，竹叶9g，大青叶6g，黑元参6g，连翘6g，犀角3g，麦冬6g，葛根6g，水煎服。治疹收没后喘息或肺炎喘息。

肺脓疡

鱼桔汤：鱼腥草90g，桔梗60g，冬瓜子30g（打碎），金银花90g，生薏苡仁30g，草河车30g，僵蚕20g，桃仁20g，浙贝

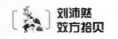
15g，土贝母20g，黄芩15g，合欢皮200g，加鲜芦根250g或芦根500g，水煎服，饮量宜重（每次约400mL），每日服4次。

升麻汤：升麻24g，薏苡仁60g，桔梗20g，地榆20g，黄芩12g，赤芍15g，丹皮10g，金沸草20g，金银花90g，怀牛膝20g，黄芪30g，水煎服。治疗肺脓疡。

支气管扩张性咯（咳）血

愈肺饮：藕节120g，槟榔片6g，白及20g，川贝6g，茯苓20g，建莲肉20g，二冬各10g，蜜桑皮20g，蜜沙参20g，茅根120g，百合60g，瓜蒌30g，知母20g，黑元参10g，黄芩6g，生地30g，僵蚕6g，水煎服。

胸膜肥厚粘连（咳喘）

芫花除壅汤：芫花12g（醋浸后小米炒），生牡蛎30g（先煎），杏仁12g，葶苈子6g，白芥子6g（炒），大黄3g，蜜桑皮24g，水煎服。治疗胸膜肥厚粘连（咳喘）。

肺炎积液

常山涤癖汤：常山6g，炒芫花3g，半夏15g，枳椇子20g，枳实炭20g，大戟1g，白慈姑20g，泽泻30g，茯苓30g，泽兰60g，莱菔子20g，白芥子1g，血竭花3g（为末温水冲服），忍冬藤6g，水煎服。治疗肺炎、积液、胸肋痛、不得息。

矽肺

紫菀融矽汤：紫菀30g，防己12g，葶苈子12g，大黄3g，川椒目56g，蜜枇杷叶15g，白丝瓜络15g，杏仁10g，蜜桑皮15g，青皮10g，地龙20g，水煎服。治疗矽肺。

风热感冒

竹叶汤：竹叶30g，葛根12g，防风6g，桔梗20g，桂枝6g，党参10g，附子6g，大枣10枚，鲜生姜10片，水煎服。主治风热感冒。

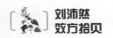

消化系统及腹部疾病

浅表性胃炎

泽泻汤：泽泻60g，贡白术10g，川黄连1g，附子10g，白芍12g，吴茱萸10粒，干姜10g，甘松20g，水煎服。泽泻汤又为治胃积饮之首方。治疗浅表性胃炎。

慢性胃炎

茯苓汤：茯苓60g，半夏30g，僵蚕12g，泽泻60g，郁金12g，通草6g，贡白术10g，青皮12g，枳椇子30g，枳实20g，厚朴10g，莱菔子15g，荜澄茄6g，鲜生姜30片，水煎服。治疗慢性胃炎。

十二指肠球部溃疡

桑螵蛸煎：桑螵蛸15～20g，海螵蛸30g，甘松20g，荔枝核20g，枳椇子60g，荜澄茄6g，葛花15g，瓜蒌皮20g，威灵仙6g，益智仁6g，川楝子3g，水煎服。治十二指肠球部溃疡。

又方：桑螵蛸20g，怀牛膝10g，炒苍术6g，盐柏6g，菟丝子30g，车前子20g（包），知母15g，木贼20g。治习惯性滑精（见146页）。

胃穿孔

加味大柴胡汤：柴胡30g，大黄1g，枳实炭30g，僵蚕20g，黄芩10g，半夏20g，白芍30g，草果3g，升麻12g，水煎服。治疗胃穿孔。

萎缩性胃炎

慈姑没食汤：山慈姑20g，石斛20g，泽泻30g，云故纸（木蝴蝶）15g，川楝炭6g，没食子3g，枳椇子30g，荜澄茄6g，金银花炭30g，桂枝6g，茯苓30g，蜜杷叶20g，薏苡仁30g，莲房20g，生地榆15g，水煎服。治疗萎缩性胃炎，有醒胃、护胃、护肠作用。

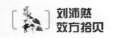
食管炎

七物白术加枳实汤：枳实炭40g，党参15g，枳椇子30g，郁金10g，木瓜20g，桔梗20g，旋覆花15g，白薇15g，贡白术10g，茯苓20g，石菖蒲20g，藿香12g，僵蚕10g，佩兰20g，甘草20g，水煎服。治疗食管炎。

饭后呕吐

加味吴茱萸汤：吴茱萸10粒，白人参10g，干姜15g，半夏20g，荜澄茄6g，茯苓20g，益智仁6g，旋覆花15g，焦栀子10g，水煎服。治疗饭后呕吐。

膨胀消化不良

朴花旋覆汤：厚朴花30g，旋覆花20g（包煎），鸡内金12g，槟榔炭15g，青皮10g，广皮12g，莱菔子20g，法半夏20g，砂仁10g，水煎服。治疗膨胀消化不良。

脾胃不开

醒胃汤：冬瓜仁20g，莲子仁20g，莪术6g，山漆3g，水煎服。醒饮食，男女脾胃不开。

悒郁膨胀、消化不良

舒郁汤：旋覆花20g（包煎），鸡内金12g，槟榔炭6g，陈皮10g，厚朴花30g，青皮15g，莱菔子15g，砂仁6g，半夏12g，木香6g，水煎服。治悒郁膨胀、消化不良。

消化不良

昔炮制百药煎方：白矾150g，乌梅肉150g，神曲米45g，五倍子5g，辣蓼450g。制法：辣蓼熬汁入乌梅肉，再熬水（不可多），入五倍子，酒曲合均如作曲样入瓷器内，可见风候出白衣，取出晒干即可。治消化不良。

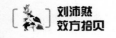
膈肌痉挛（打呃）

靓逆汤：蜜枇杷叶30g，浙贝20g，川贝10g，白芥子10g（炒），法半夏20g，杏仁6g，甘松15g，豆豉20g，焦栀20g，佛手15g，石菖蒲20g，白附子6g，葛花30g，水煎服。治疗膈肌痉挛（打呃）。

膈气反胃

秦川翦红丸：贯众30g，干漆3g（炒），陈皮20g，大黄3g，木香3g，槟榔15g，三棱20g，文术15g，雄黄少许另研，可为丸，亦可为汤剂或加威灵仙6g，白芥子3g，红花20g，治膈气反胃。

热呃

茅葛汤：茅根240g，葛根120g，清水煎，取温饮，哕止即停。《沈氏尊生》治热呃。

重病呃逆
（如脑出血、脑血栓、蛛网膜下腔出血、肝癌等）

炙甘草汤加减：炙甘草12g，红人参10g，桂心6g，麦冬15g，附子6g，车前子15g，生地10g，火麻仁6g，阿胶珠20g，肉苁蓉12g，苏子10g，大枣10枚，水煎服。每6小时1次，每次200mL。

噎膈（食管癌）及食管炎、食管憩肉

急性子15g，月石15g，桑蘑30g，熊胆3～5g，共为极细末，将冰糖溶化，而后将药末搅拌均匀，倒入搪瓷盘内，切成小块，口内噙化。

胃柿结石症

胃柿石汤：草果（量自15g逐加至60g），贡白术10g，雷丸20g（打碎），钟乳石60g（先煎），郁金15g，鸡内金15g，生麦芽60g，胡黄连1g，水蛭15g，穿山甲15g，文术20g，石韦20g，天花粉15g，生艾叶12g，海螵蛸30g（先煎），水煎服。

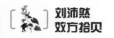

治疗胃柿结石症。

胃神经官能症

益智辅脾煎：益智仁15g，葛根30g，升麻炭15g，木香3g，片姜黄12g，木瓜20g，蝉蜕20g，厚朴20g，扁豆15g，郁金10g，炒苍术6g，建曲20g，水煎服。治胃神经官能症。

胃黏膜脱垂

养胃益阴煎：阿胶60g（烊化），丹参30g，百合30g，石菖蒲15g，沙参12g，茯苓20g，扁豆20g，怀牛膝20g，白薇10g，连翘60g，丹皮炭12g，水煎服。治疗胃黏膜脱垂。

奔豚性腹痛

奔豚方：黄芩15g，枳实20g，辛夷15g，当归15g，白芍20g，川芎6g，半夏20g，干姜6g，葛根30g，桑螵蛸20g，桑皮15g，甘草15g，水煎服。治奔豚性腹痛。

脾瘅

干漆消瘅汤：干漆6g（炒烟尽），冬瓜子40g，莲子肉20g，文术12g，甘松10g，川椒炭6g，通草6g，红花12g，水煎服。治疗脾瘅。

矢气频作

薤白消寒汤：薤白15g，没食子1g，半夏15g，旋覆花12g，瓜蒌皮15g，片姜黄6g，枳椇子12g，荜澄茄6g，大黄6g，七爪10g，皂角刺12g，穿山甲3g，焦山楂15g，云故纸12g，水煎服。治疗矢气频作。

诃黎勒散：炒诃子15g，蝉蜕20g，片姜黄12g，杏仁12g，桃仁12g，干漆6g（炒），冬瓜子30g（炒打），建曲20g，苏叶20g，苏梗15g，芦荟3g，为极细面，每服3g，每日服3次。治矢气频作。

胃下垂

升陷汤：赤石脂20g，片姜黄15g，僵蚕20g，党参20g，没食子6g，诃子12g（炒），升麻炭20g，莲子肉30g，莲房60g，附子12g，桂枝6g，官桂10g，白术12g，蔓荆子20g，枳壳30g，水煎服。治疗胃下垂，服60剂后胃体上升80cm。

莲房救缓汤：莲房120g，莲房炭60g，甘松20g，升麻炭12g，川断20g，川牛膝20g，骨碎补30g，云故纸10g，石菖蒲12g，连翘60g，党参12g，僵蚕15g，藿香15g，水煎服。治疗胃下垂。

肝炎

紫葳散：紫葳20g，没食子3g，草河车20g，生地榆20g，白慈姑12g，葛花30g，陈皮炭60g，蛇蜕炭10g，蝉蜕炭10g，忍冬藤30g，水煎服。治肝炎。

急慢性肝炎

芙蓉汤：芙蓉叶30g，香薷10g，佩兰12g，甘松12g，香附15g，石斛2g，降香3g，凌霄花15g，生艾叶3g，冬瓜子30g（打碎），薄荷3g，僵蚕10g，甘草3g，水煎服。主治急慢性肝炎。

慢性肝炎

茜草泽兰汤：茜草20g，泽兰30g，五灵脂15g，忍冬藤60g，苏赤木15g，丹参30g，两头尖15g，夜明沙30g（包煎），荜澄茄6g，地龙15g，水煎服。治疗慢性肝炎。

泽兰行血汤：泽兰30g，五加皮15g，云故纸15g，白慈姑12g，急性子6g，赤芍20g，丹参30g，忍冬藤30g，生牡蛎30g（先煎），石韦15g，两头尖15g，五灵脂20g，郁金10g，水煎服。治疗慢性肝炎。

夜明营肝汤：夜明沙60g（包煎），忍冬藤30g，五灵脂10g，泽兰30g，地骨皮60g，生蒲黄30g（包煎），明没药10g，当归12g，石韦30g，乌梅3个，木瓜20g，僵蚕15g，白芍20g，炙甘草12g，水煎服。治疗慢性肝炎。

瘀热黄疸

艾煎丸：生艾叶10g，大黄5g，黄连1g，天花粉20g，凝水石20g，苦参20g，葶苈子10g，水煎服。治瘀热黄疸。

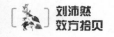

黄疸性肝炎

桑叶解热除湿煎：桑叶30g，苏叶12g，蝉蜕12g，银柴胡15g，蚕沙30g（包煎），瓜蒌皮12g，菊花20g，竹叶20g，防风6g，夏枯草30g，荜澄茄3g，干姜3g，桑枝20g，水煎服。治疗黄疸性肝炎。

乙型肝炎

地骨益肝汤：地骨皮60g，大黄1g，白薇15g，竹叶30g，当归20g，怀牛膝20g，枳椇子30g，地龙15g，丹参30g，水蛭6g，夜明沙30g（包煎），泽兰30g，五灵脂15g，水煎服。治疗乙型肝炎。

肝脾硬化

三甲散：急性子15g，苏土鳖12g，龟板20g，穿山甲6g，蝉蜕20g，僵蚕20g，生牡蛎60g，当归15g，赤芍30g，甘草12g，水煎服。

肝硬化腹水

决壅大通汤：水蛭20g，夜明沙60g（包煎），五灵脂15g，石韦30g，苏赤木12g，血竭花6g（为末冲服），丹参30g，苏土鳖12g，僵蚕10g，柴胡20g，红花15g，当归20g，蝉蜕20g，穿山甲6g，海藻30g，生牡蛎30g（先煎），水煎服。治疗肝硬化腹水。

决臌大通汤：川椒目10g，三棱15g，水蛭20g，茅根120g，刘寄奴60g，瞿麦60g，丹参30g，赤芍15g，苏赤木12g，穿山甲12g，䗪虫10g，鳖甲15g，僵蚕15g，夜明沙30g（包煎），血竭花12g（为面冲服），荜澄茄12g，大黄6g，水煎服。治疗肝硬化腹水。

肝病久瘥、悒郁嗜倦

煦血养肝汤：月季花20g，忍冬藤30g，夜交藤15g，木瓜15g，生牡蛎60g（先煎），鸡内金15g，郁金10g，赤芍20g，红小豆30g，茯苓20g，通草6g，荔枝核12g，水煎服。主治肝病久瘥、悒郁嗜倦。

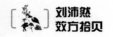
肝脾肿大

化瘀汤：骨碎补30g，木香3g，血竭花（缺量）（为末冲服），汉三七3g，木通12g，醋元胡6g，沉香3g，桔梗12g，红花12g，苏赤木30g，当归20g，桃仁10g，赤芍30g，水蛭6g，蟅虫10g，生地30g，水煎服。主治肝脾肿大。

行血扶肝汤：益母草（或益母膏）30g，莬蔚子15g，红花20g，赤芍30g，丹参60g，当归15g，射干6g，海螵蛸20g，石韦20g，茜草20g，卷柏15g，蜗牛12g，水煎服。治疗肝脾肿大。

肝区痛

靖逸七壳汤：田螺60g（先煎），生牡蛎30g（先煎），蜗牛10g，紫贝齿30g（先煎），蛤粉20g（先煎），海螵蛸30g，生石决明60g（先煎），款冬花12g，夏枯草30g，卷柏15g，急性子3g，水煎服。主治肝区疼。

肝硬化下腔静脉梗阻综合征

三参通聚溶瘀汤：黑元参200g，丹参200g，苦参30g。熬水煎下药；当归20g，赤芍20g，细辛20g（后入），木通10g，僵蚕15g，穿山甲10g，苏土鳖6g，三棱20g，文术15g，干漆6g，芦荟6g，水蛭6g，血竭花10g，川椒目10g，夜明沙60g，大黄10g，五灵脂20g，水煎服。

肝内胆管结石、高热不退

泽兰汤：泽兰60g，柴胡30g，苦丁香6颗，夜明沙60g（包煎），金银花90g，红花15g，僵蚕15g，蝉蜕20g，郁金15g，赤芍20g，五灵脂12g，枳实20g，水煎服。治疗肝内胆管结石，高烧不退。

胆寒症（胆囊炎及胆系感染）

苏香汤：苏叶12g，苏梗10g，藿香10g，佩兰10g，木香10g，炒苍术10g，枳实12g，郁金12g，片姜黄10g，甘草6g，水煎服。主治胆寒症（胆囊炎及胆系感染）。

胆系感染

柴胡理肝汤：柴胡30g，文术20g，丹参30g，赤芍20g，五灵脂15g，射干6g，忍冬藤30g，草果3g，白薇20g，水煎服。治胆系感染。

温胆涤通汤：莪术20g，肉桂6g，细辛12g（后入），云故纸15g，两头尖20g，丹参30g，郁金12g，苏赤木12g，片姜黄12g，赤芍20g，当归12g，泽兰30g，水煎服。治疗胆系感染。

苦丁香饮：苦丁香10颗，焦栀子30g，郁金10g，泽兰30g，苏叶20g，干姜6g，生艾叶6g，桔梗15g，白薇20g，赤芍20g，地龙20g，水煎服。治疗胆系感染。

慢性胆囊炎

枳椇肃胆汤：枳椇子60g，郁金炭15g，苏叶20g，佩兰20g，附子6g，苏赤木20g，半夏20g，枳实20g，厚朴15g，文术12g，夜明沙40g（包煎），泽兰15g，苦丁香6颗，荜澄茄6g，水煎服。治疗慢性胆囊炎。

平胆汤：莪术20g，辛夷40g，枳实20g，槟榔20g，吴茱萸10粒，大黄3g，建曲20g，橘叶15g，五灵脂20g，苏叶15g，赤芍20g，木香6g，益智仁6g，僵蚕12g，草果3g，水煎服。治疗慢性胆囊炎。

胆囊炎高热

郁金疗胆汤：郁金20g，文术12g，地骨皮30g，野菊花60g，蚤休20g，金银花120g，忍冬藤120g，生牡蛎60g（先煎），大黄6g，黄芩10g，地龙15g，川黄连1g，焦栀子20g，桂枝6g，水煎服。治疗胆囊炎高热。

溃疡性结肠炎

郁金破宿汤：郁金炭20g，蝉蜕20g，葛根60g，乌梅炭1个，海桐皮20g，防风6g，白芍30g，川椒炭1g，黄芩10g，莱菔子20g，香薷12g，枳椇子30g，生地炭20g，诃子3g，水煎服。治疗溃疡性结肠炎。

胶艾当归汤：艾叶炭20g，云故纸20g，川楝炭6g，阿胶15g，金银花炭30g，葛根20g，生地榆12g，荜澄茄6g，当归炭20g，白薇12g，四花皮12g，枳椇子30g，雷丸20g，厚朴10g，水煎服。治疗溃疡性结肠炎。

青皮疏滞汤：青皮15g，云故纸20g，恶实15g，川楝子6g，木香3g，枳椇子30g，当归炭20g，卷柏20g（去土），金银花炭30g，钩藤15g，忍冬藤60g，蔓荆子15g，毛慈姑20g，生地炭

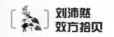
30g，水煎服。治疗溃疡性结肠炎。

蜀椒温气汤：蜀椒炭15g，赤石脂20g，干姜10g，川楝子3g，桂枝10g，当归炭15g，诃子10g，艾叶炭12g，阿胶15g（烊化），青皮15g，白芍30g，枳壳12g，水煎服。治疗结肠炎（脐腹痛）。

坏死性小肠炎

野仙独圣散（《证治准绳》方）：扁柏30g，玄参40g，生地榆20g，血见愁30g，生地黄12g，赤芍20g，当归20g，干姜3g，甘草10g，水煎服。治肠热血症，余治坏死性小肠炎疗效满意。加射干12g，升麻炭10g，连翘30g，金银花炭30g，为汤剂。主治溃疡性结肠炎。

坏死性小肠炎出血

传信方：瓜子殼60g，地榆20g（炒），白薇15g，蒲黄炭20g，桑白皮30g，治肠风下血及溺红，不论新旧三服痊愈。余的治疗经验对坏死性小肠炎出血有效。

长期滑泻

诃子杜滑汤：诃子20g（半生半熟），党参20g，蝉蜕30g，乌梅5个，贡白术15g，黄芪10g，半夏20g，陈皮12g，防风6g，羌活6g，柴胡20g，水煎服。治长期滑泻。

直肠结热

干地黄饮：干地黄30g，黄芩12g，焦栀子30g，竹叶30g，大黄1g，郁李仁3g，防风6g，菟丝子20g，连翘30g，葛根10g，蝉蜕20g，两头尖20g（打碎），卷柏12g（洗净土），水煎服。治疗直肠结热。

肠功能紊乱

缓峻汤：甘遂6g（炒），海藻20g，穿山甲6g，厚朴20g，桂枝10g，大黄3g，甘松12g，泽泻20g，炮姜10g，赤石脂15g，诃子6g，枳实20g，党参12g，水煎服。治疗肠功能紊乱。

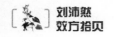
慢性非特异性溃疡性结肠炎

五味悭阴汤：五味子15g，金银花炭30g，没食子1g，海桐皮30g，赤芍15g，荆芥穗炭10g，郁金炭20g，薤白炭20g，川楝炭3g，当归炭15g，云故纸15g，生地炭30g，僵蚕20g，水煎服。主治慢性非特异性溃疡性结肠炎。

川楝阿胶汤：川楝炭3g，阿胶12g，云故纸20g，金银花炭30g，艾叶炭12g，葛根20g，生地榆12g，荜澄茄3g，当归炭12g，白薇12g，四花皮12g，枳椇子15g，雷丸15g（打），厚朴12g，水煎服。治疗慢性非特异性溃疡性结肠炎。

一切泄泻

三白散：白术15g，白芍30g，白茯苓60g，泽泻30g，厚朴15g，川黄连3g，干姜3g，乌梅肉1个，水煎服。治一切泄泻。

长期腹泻

枣木根汤：枣木根炭60g，党参12g，蝉蜕15g，茯苓30g，远志10g，木香6g，川黄连1g，荆芥穗炭15g，半夏20g，陈皮炭

12g，防风6g，鲜生姜20片，水煎服。主治长期消化不良腹泻。

脓血下痢

桃花汤加附子汤：赤石脂20g，干姜15g，党参15g，贡白术10g，茯苓30g，附子20g，白芍30g，金银花炭60g，海桐皮20g，川椒炭6g，葛根30g，粳米1盅，水煎服。治疗脓血下痢。

利下腹痛

消毒百应丸：禹余粮30g（先煎），当归20g，槐花30g，金银花炭90g，云故纸20g，赤石脂15g，荆芥穗3g，防风3g，大黄6g，炒苍术6g，盐柏10g，为汤剂亦可。治利下腹痛后重脓血黏液或冷冻物。

便血

禹粮丸：禹粮石60g，赤石脂60g，僵蚕30g，共为细末，江米糊为丸，早晨用，每服一酒盅。治便血。

乌梅丸（亦名济生乌梅丸）：乌梅肉，僵蚕。治便血。

清肠敛阴汤：椿皮炭30g，金银花炭60g，连翘60g，没食子

3g，荆芥穗炭10g，白薇炭15g，胡黄连3g，当归炭15g，地榆炭
30g，升麻炭6g，盐柏6g，秦艽10g，桂圆肉30g，葛根20g，水
煎服。主治便血。

赤痢下血方：乌梅炭30g，胡黄连1g，灶下土120g，茶叶1
捻，水煎服。余用之便血有效。

下痢

柿蒂捐泻汤：柿蒂炭20g，葛根30g，白芍60g，枳实12g，
当归炭12g，青皮12g，诃子炭3g，川椒炭3g，木香6g，木瓜
20g，吴茱萸10粒，水煎服。余用之治下痢15年而愈。

痢疾

石莲子散：石莲子30g，白茯苓20g，黄芪20g，人参10g，
黄芩10g，麦冬20g，地骨皮20g，车前子30g（包煎），甘草
10g，一方加远志、石菖蒲，蹄碎，每服6g或15g，或水煎服。
治疗痢疾。

血痢或便血

海桐饶红汤：海桐皮20g，金银花炭30g，黄芩炭15g，地榆炭15g，僵蚕12g，葛根12g，当归炭15g，赤石脂12g，急性子6g（炒），莱菔子20g（炒），灯心草3g，生地炭30g，水煎服。治疗血痢或便血。

肠风下血

槐实汤：槐实15g，槐花炭30g，金银花炭60g，蝉蜕20g，枳壳10g，乌梅炭3个，川楝炭3g，当归炭15g，白芍20g，阿胶珠15g，红小豆30g，连翘30g，海桐皮20g，水煎服。治疗肠风下血。

下利腹痛、赤白无度

逐瘀汤：阿胶珠30g，枳实炭12g，茯苓20g，白芷6g，川芎3g，赤芍20g，生地黄炭30g，文术6g，木通6g，五灵脂10g，桃仁12g，大黄1g，蜂蜜30g，生甘草6g，水煎服。治素有积热，下利腹痛，赤白无度。

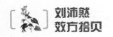
便溏（小腹坠重）

桃仁宽腹汤：桃仁20g，怀牛膝20g，大黄1g，地龙10g，䗪虫6g，枳实炭10g，金银花炭120g，水煎服。主治便溏（小腹如釜坠重，20年而愈）。

糟粕虚痢（泻）

止泻散：赤石脂、龙骨、木香、砂仁、诃子、肉豆蔻各20g，共为极细面，每服3g，每日服3～6次。治糟粕虚痢（泻）。

严重便秘

苁蓉补中汤：肉苁蓉30g，连翘3g，郁李仁12g，火麻仁12g，大黄1g，赤芍15g，杏仁10g，当归20g，胆南星1g，枳实20g，厚朴20g，莱菔子30g，水煎服。治疗严重便秘。

流涎症（津液失常）

附子汤：附子20g（先煎），茯苓30g，党参15g，贡白术

15g，白芍20g，干姜10g，桂枝12g，薤白20g，甘草30g，甘松12g，水煎服。主治流涎症（津液失常）。

热痢

头翁葛根汤：白头翁40g，忍冬花40g，当归15g，黄连1g，生地炭20g，木香3g，莱菔子12g，枳壳6g，葛根12g，黄芩10g，白芍30g，甘草10g，水煎服。治热痢。

口甜

涤癖除甘汤：常山12g，干漆3g（炒），文术15g，莲子肉20g，芡实20g，冬瓜子30g，甘松10g，通草6g，薏苡仁20g，茯苓20g，水煎服。治疗口甜如含糖。

口咸（肾液上乘）

口咸（肾液上乘）方：用乌鲗骨60g（先煎），五味子12g，熟地炭20g，怀山药30g，丹皮10g，茯苓15g，泽泻30g，肉桂1g，水煎服。

巴戟养脾汤：巴戟天20g，明党参15g，茯苓20g，贡白术

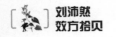

10g，白芍15g，附子6g，干姜3g，丹参30g，云故纸10g，当归12g，怀牛膝6g，沙参10g，川楝炭6g，麦冬12g，水煎服。治口咸。

嗌干口燥肝痛

嗌干口燥肝痛方：巴戟天20g，麦冬20g，枸杞子15g，女贞子30g，石菖蒲15g，橘核20g，卷柏12g，款冬花15g，石韦30g，淫羊藿20g，竹叶20g，焦栀子15g，夏枯草30g，贯众10g，水煎服。

胆系结石

软侯汤：高良姜15g，辛夷60g，甘松12g，苏叶20g，佩兰20g，厚朴15g，文术12g，大黄1g，附子6g，金钱草90g，郁金20g，片姜黄20g，僵蚕15g，木贼30g，桂枝10g，水煎服。治疗胆系结石。

泌尿系统疾病

尿毒症（呕哕）

钩藤立苏汤：钩藤20g，红花15g，合欢花30g，巴戟天20g，泽泻30g，肉苁蓉20g，楮实20g，附子3g，赤芍15g，水蛭15g，灯心草6g，盐柏6g，浮萍30g，水煎服。治疗尿毒症（呕哕）。

大麦冬煎：麦冬60g，瞿麦30g，红花12g，蝉蜕12g，泽泻20g，浮萍20g，莲房20g，贡白术10g，防风6g，地龙20g，木贼30g，水煎服。治疗尿毒症。

降尿素氮方：桑寄生60g，芡实12g，灯心草3g，钩藤12g，五加皮15g，茯苓皮20g，刘寄奴20g，贡白术10g，怀山药15g，怀牛膝20g，水煎服。

尿崩症方：核桃10g（烧），肉桂3g，附子3g，黄芪60g，熟地30g，黄柏10g，麦冬15g，五味子12g，沙参30g，天花粉30g，巴戟天20g，水煎服。

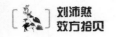
小便频数

尿频方：川黄连3g，附子20g，大黄1g，黄芩12g，水煎服。治小便频数（20分钟40次）。

小便不通

胃苓汤加红参：红人参15g，贡白术12g，炒苍术3g，紫油厚朴6g，陈皮6g，泽泻8g，猪苓9g，茯苓15g，桂枝6g，附子3g，炙甘草6g，水煎服。

小便失禁

巴戟增志汤：巴戟天20g，橘核15g，当归15g，怀山药30g，熟地30g，怀牛膝15g，杜仲炭15g，肉苁蓉20g，五味子10g，盐茴香6g，生牡蛎60g（先煎），水煎服。治小便失禁。

鸡肫治尿汤：鸡内金20g，僵蚕15g，附子6g，肉桂6g，盐柏10g，知母12g，生牡蛎30g（先煎），巴戟天12g，莲房20g，川断10g，怀牛膝15g，水煎服。治疗小便失禁。

遗尿

益智控遗汤：益智仁15g，乌药12g，怀山药20g，狗脊20g，骨碎补30g，蚕沙30g，熟地20g，楮实20g，茴香6g，巴戟天15g，水煎服。治尿频、尿急、遗尿。

小便不利

沈氏散瘀汤：山楂10g，桃仁12g，枳实12g，栀子10g，泽泻30g，木通6g，赤苓20g，水煎服。治小肠膀胱气痛及小便不利。

夜溺症

螵蛸龙骨牡蛎煎：桑螵蛸20g，生牡蛎60g（先煎），生龙骨30g（先煎），鳖甲15g，远志12g，白果10g，桂圆肉15g，杜仲炭15g，川断12g，楮实30g，狗脊10g，水煎服。治疗夜溺症。

蓬蘽汤：覆盆子30g，鸡内金15g，巴戟天20g，桂枝12g，明党参15g，龟板15g，骨碎补15g，远志10g，车前子30g（包

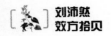

煎），菟丝子30g，白蒺藜15g，水煎服。主治夜溺症。

诸淋

茅根汤：白茅根240g，瞿麦120g，白茯苓120g，冬葵子60g，党参10g，生蒲黄30g（包煎），桃胶30g，滑石30g（包煎），甘草20g，紫贝齿10枚（煅，先煎），石首鱼石20枚（煅，先煎），水煎服。《三因极一病证方论》治诸淋。

尿血（肾外伤尿血、膀胱炎、尿血、血精、乳糜以及肾炎尿血等）

自拟苤苴汤：车前子60g（包煎），赤苓30g，竹叶20g，荆芥穗炭15g，灯心草3g，水煎服。治肾外伤尿血、膀胱炎尿血、血精、乳糜以及肾炎尿血等，皆以自拟苤苴汤。

热淋

石韦散：石韦60g，木通6g，当归10g，王不留行30g，滑石60g（包煎），白术10g，瞿麦40g，海藻15g，穿山甲6g，冬葵子30g，赤芍20g，水煎服。主治热淋（膀胱或尿道炎）。

治淋方：全蝎30g，大黄30g，为末，每服10g，每日服2次。

老年血尿

楮实益虚汤：楮实30g，土茯苓30g，赤芍20g，炙甘草20g，生甘草20g，焦栀子6g，冬瓜子20g，生薏苡仁20g，怀牛膝20g，茯苓20g，青皮12g，莱菔子12g，僵蚕15g，水煎服。治疗老年血尿。

乳糜尿

治乳糜尿方：金樱子20g（包煎），芡实20g，莲须30g，益智仁6g，黄柏10g，萆薢40g，地龙20g，怀牛膝15g，白果10g，桑螵蛸10g，水煎服。

石莲子汤：石莲子20g，白茯苓20g，益智仁6g，麦冬20g，远志15g，党参10g，石菖蒲6g，车前子20g（包煎），泽泻20g，萆薢30g，土茯苓30g，生甘草10g，水煎服。治疗乳糜尿。

输尿管结石

荡石汤：朴硝15g，香薷30g，松萝茶9g，刘寄奴60g，木贼

60g，牛膝15g，金钱草120g，石韦18g，荜澄茄12g，元参30g，冬葵子30g，琥珀粉4.5g（另冲服），水煎服。治输尿管结石。

导瘀汤：骨碎补20g，红花15g，刘寄奴60g，醋元胡4.5g，木贼90g，川牛膝12g，金钱120g，香薷15g，石韦15g，凤眼草12g，青皮15g，荜澄茄9g，水煎服。治疗输尿管结石。

槟榔重坠汤：槟榔40g，辛夷20g，芦荟3g，石韦30g，防风10g，路路通3个，怀牛膝20g，熟地30g，琥珀3g（为面冲服），海金沙60g，川椒目10g，青皮12g，水煎服。治疗输尿管结石。

泌尿系结石

桃胶导运汤：桃树胶20g，木贼20g，凤眼草30g，当归12g，忍冬藤30g，防风6g，萆薢20g，骨碎补15g，红花20g，浮萍30g，威灵仙6g，焦栀子15g，地龙20g，水煎服。治泌尿系结石。

冬葵润滑汤：冬葵子30g，天葵子15g，香薷15g，白丝瓜络30g，通草6g，灯心草3g，腹皮12g，桃仁12g，当归20g，木瓜20g，荜澄茄6g，金钱草60g，萆薢30g，水煎服。治疗泌尿系结石。

肾盂肾炎

寄先（生）煎：桑寄生120g，当归15g，肉桂3g，附子6g，山茱萸10g，杜仲12g，熟地30g，黄芩15g，黄柏10g，通草6g，灯心草3g，浮萍30g，水煎服。主治肾盂肾炎。

老年膀胱炎

橘核煦气汤：橘核20g，通草6g，当归20g，王不留行30g，干姜6g，焦栀子20g，赤芍20g，蜜黄芪30g，橘红15g，升麻6g，柴胡20g，郁金10g，水煎服。治疗老年膀胱炎（中气不足、溲便之变）。

肾炎

知母滋阴汤：知母30g，麦冬12g，石斛2g，盐柏6g，赤芍10g，茯苓12g，刘寄奴20g，车前子40g（包煎），生地炭20g，水煎服。治疗肾炎（长期红细胞不减）。

补阳扶肾丸：胡卢巴15g，杜仲炭10g，怀牛膝20g，萆薢30g，防风6g，菟丝子20g，白蒺藜10g，肉苁蓉12g，桂心1g，

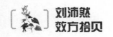
泽泻30g，浮萍40g，水煎服。治疗肾炎、腰痛、蛋白尿。

肾绞痛

牛膝通运汤：怀牛膝30g，荜澄茄6g，川楝子3g，当归20g，萆薢30g，焦栀子10g，赤芍12g，通草6g，石韦15g，钩藤20g，瞿麦30g，骨碎补20g，木贼20g，水煎服。治疗肾绞痛。

肾炎水肿

肃降汤：桑白皮半生、半炙各30g，紫菀12g，麻黄3g，浮萍30g，赤芍20g，茯苓20g，麦冬15g，姜皮3g，瓜蒌皮12g，七爪6g，五加皮12g，杏仁6g，水煎服。治疗肾炎水肿。

肾炎尿少

肾炎通方：楮实60g，川楝子3g，麦冬15g，葫芦巴20g，五味子6g，熟地20g，桑寄生60g，枸杞子12g，萆薢30g，灯心草6g，水煎服。治疗肾炎尿少、尿闭。

急性肾炎

补脾肝肾汤：菟丝子30g，车前子60g（包煎），旱莲草30g，女贞子10g，茯苓20g，荆芥穗10g，郁金10g，桑寄生60g，怀牛膝20g，通草6g，附子3g，水煎服。治疗急性肾炎。

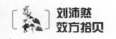
造血及淋巴系统疾病

血小板减少、鼻衄及紫癜

纯阳济阴汤：生、熟艾叶各10g，薏仁20g，生牡蛎60g（先煎），附子3g，肉苁蓉20g，黄芪30g，明党参15g，当归15g，天门冬12g，酒白芍20g，熟地炭20g，水煎服。治疗血小板减少、鼻衄及紫癜。

溶血性贫血

枸杞补血汤：枸杞子15g，黄芪60～90g，桂枝6g，白芍20g，鹿角霜30g（先煎），熟地15g，丹参12g，五味子6g，阿胶15g（烊化），炙甘草15g，干姜4.5g，大枣15枚，水煎服。主治家族性椭圆形红细胞溶血性贫血。

血小板减少（皮下出血）

地骨敛阴汤：地骨皮60g，银花炭60g，龟板20g，草河车15g，肉苁蓉20g，赤芍12g，山慈姑20g，当归20g，炒苍术6g，草薢30g，蚕沙30g（包煎），二地炭各12g，薏苡仁20g，水煎服。治疗血小板减少（皮下出血斑）。

治血小板减少方：鹿角霜40g（先煎），明党参30g，党参12g，阿胶15g（烊化），蕤仁20g，生牡蛎60g（先煎），明没药6g，龙齿30g（先煎），肉苁蓉20g，蜜黄芪30g，附子3g，桂圆肉20g，炙甘草20g，水煎服。

覆盆补血汤：覆盆子30g，巴戟天20g，盐柏6g，鹿衔草30g，肉桂3g，丹参20g，丹皮10g，赤芍15g，当归20g，怀牛膝15g，五味子10g，女贞子20g，乌梅炭2个，水煎服。主治血小板减少、皮下及齿龈出血。

血小板减少性紫癜

当归荣营汤：当归炭30g，熟地炭30g，阿胶15g（后入），白及10g，槐花炭20g，生牡蛎60g（先煎），牛膝炭20g，海螵蛸30g（先煎），茜草炭20g，车前子30g（包煎），水煎服。治血小板减少性紫癜。

三附汤加味：蜜黄芪60～100g，肉桂1g，附子15g，当归15g，白芍20g，熟地30g，党参12g，贡白术12g，炙甘草20g，麦冬12g，肉苁蓉20g，天门冬12g，巴戟天20g，水煎服。治疗血小板减少性紫癜。

单核细胞增多症

丹皮治血汤：丹皮20g，秦艽15g，羌活3g，黄芩10g，连翘40g，黑元参30g，银柴胡15g，地龙20g，马勃12g，蚕沙30g（包煎），射干10g，升麻12g，生石膏60g（先煎），蔓荆子20g，水煎服。治传染性单核细胞增多症，服35剂痊愈。

淋巴结肿

海藻消核汤：海藻30g，穿山甲10g，生牡蛎30g（先煎），大黄15g，桑螵蛸15g，漏芦15g，白慈姑20g，肉桂3g，鹿角霜20g（先煎），水煎服。主治双侧腹股沟淋巴结肿。

甲状腺功能亢进

甘遂甘草汤：甘遂6g（炒），甘草20g，海藻30g，急性子12g，夏枯草30g，苦参15g，怀牛膝20g，穿山甲10g，海螵蛸30g，茜草15g，生牡蛎30g（先煎），米香附20g，水煎服。治疗甲状腺功能亢进。

六子煎：急性子15g，莱菔子20g，覆盆子20g，黄、白药子各10g，诃子6g，青果10g，海藻20g，穿山甲6g，当归10g，生牡蛎30g（先煎），海昆布12g，生龙齿30g（先煎），红花20g，刘寄奴20g，水煎服。治疗甲状腺功能亢进。

甲亢与甲状旁腺瘤

甲亢与甲状旁腺瘤方：黄、白药子各500g，土茯苓250g，夏枯草500g，黄芪500g，苏赤木200g，急性子250g，皂角刺250g，紫草60g，威灵仙60g，白蔹60g，穿山甲60g，野菊花250g，上药洗净，用大锅多放水久煎（每煎2小时），反复3次，而后去药渣，再煎药液成浸膏，每服2匙，每日服4次，白糖水送服。

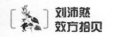

风湿免疫性疾病

类风湿关节炎

蕲蛇蚰蝎丸：白蕲蛇500g，乌蛇500g，蚰蝎300条（微炒），羌活30g，防己20g，骨碎补15g，全蝎60g，红花30g，两头尖20g，当归20g，怀牛膝60g，明没药30g，功劳叶30g，三棱15g，龙胆草15g，苦参30g，威灵仙15g，狗脊20g，上药为极细面，炼蜜为丸，6g重，每服4～6粒，每日服4次，白水送下。治疗类风湿关节炎。

地龙活通汤：地龙20g，水蛭20g，当归15g，苦参12g，蚕沙60g（包煎），防己6g，自然铜15g（煅），赤芍20g，红花20g，木贼40g，附子20g（先煎），川乌3g，水煎服。治疗类风湿关节炎。

风湿热

竹叶煎：竹叶10g，地龙20g，当归20g，羌活6g，防风6g，升麻10g，生薏苡仁20g，茯苓20g，苦参15g，木通6g，茵陈20g，蚕沙60g（包煎），焦栀子12g，附子3g，通草6g，水煎服。主治风湿热。

多发性肌炎

桐皮葛根汤：海桐皮30g，葛根20g，麻黄3g，杏仁6g，白芍30g，功劳叶20g，冬瓜子20g，桑枝30g，骨碎补20g，水蛭20g，地龙20g，红花20g，当归20g，防风6g，水煎服。治疗多发性肌炎。

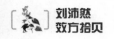

神经及精神疾病

眩冒

加味泽泻汤：泽泻60g，贡白术10g，泽兰30g，川楝子3g，水煎服。治疗眩冒。

面神经麻痹

白附苏肌汤：白附子10g，天南星6g，荆芥穗12g，羌活6g，僵蚕15g，蝉蜕20g，辛夷30g，大黄6g，红花20g，藁本12g，泽兰30g，菊花30g，葛根12g，赤芍20g，水煎服。治疗面神经麻痹。

治颜面神经痉挛方：全蝎10g，当归20g，川芎10g，菊花30g，葛根10g，怀牛膝20g，半夏20g，瓜蒌30g，生牡蛎40g（先煎），羌活6g，甘草12g，水煎服。

面肌痉挛

藁本静颜汤：藁本15g，当归20g，天南星6g，地龙20g，胆南星3g，葛根20g，海螵蛸60g（先煎），龙齿40g（先煎），丹参30g，忍冬藤30g，肉苁蓉20g，水煎服。治面肌痉挛。

肋间神经痛

沉香流气饮：沉香6g，苏子10g，茯苓20g，郁金12g，川芎6g，甘松15g，川楝子3g，丹参30g，瓜蒌皮30g，赤芍20g，建曲15g，红花20g，水蛭15g，杏仁6g，桃仁12g，诃子6g，水煎服。治疗肋间神经痛。

两胁胀痛

蒿茹散：蒿茹子、延胡索、桃仁、当归、桂心、赤芍、木香、没药、琥珀各15g，研为细末，每服6g，不拘时，温酒调下。治疗气攻两胁胀痛。

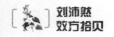
肋走痛

控涎散：威灵仙12g，焦栀子20g，当归15g，炒苍术6g，肉桂1g，桃仁15g，川芎6g，竹沥半瓶，甘草6g，生姜5片，水煎服。朱丹溪治痰挟死血、肋走痛。

眩晕耳鸣

决明靓眩汤：草决明20g，生石决明60g（先煎），蔓荆子15g，大黄1g，钩藤20g（后入），赤芍20g，密蒙花15g，菊花12g，白薇15g，竹叶10g，竹茹12g，莱菔子10g，水煎服。治疗目眩耳鸣。

肾虚骨萎（下肢无力）

石斛丸：石斛20g，天门冬20g，五味子10g，巴戟天30g，怀牛膝20g，肉苁蓉20g，菟丝子60g（包煎），怀山药20g，补骨脂6g，萆薢30g，五加皮10g，水煎服。主治肾虚骨萎、下肢无力。

肌萎缩

补血益肌汤：黄芪60g，防己15g，贡白术12g，熟地60g，麦冬15g，当归15g，巴戟天20g，附子30g（先煎），地龙15g，五加皮15g，五味子6g，甘草20g，水煎服。治疗肌萎缩。

老年痴呆

桑枝石斛汤：桑枝60g，石斛10g，麦冬10g，生地黄20g，山茱萸15g，石菖蒲15g，酸枣仁15g，五味子10g，何首乌30g，菊花30g，白蒺藜15g，天门冬20g，白薇20g，橘络10g，地龙20g，水蛭6g，水煎服。治疗高血压、老年痴呆。

共济失调（舞蹈病）

健脑汤：蝉蜕60g，僵蚕30g，泽泻40g，蜈蚣20条，干姜10g，酸枣仁20g，桂心6g，大黄30g，全蝎50g，生龙齿100g，细辛60g，生艾叶20g，天竺黄40g，蛇蜕炭30g，蔓荆子40g，白蔹30g，共为极细面，炼蜜为小粒，每服30粒，每日服6次。治疗共济失调（舞蹈病）。

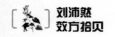

手足搐搦症

疏筋汤：海螵蛸60g（先煎），何首乌40g，伸筋草30g，木瓜20g，钩藤20g，桂枝10g，白芍20g，葛根15g，当归15g，钟乳石60g（先煎），煎服，饮量宜大。治手足搐搦症。

口眼㖞斜

清痰顺气汤：天南星6g，半夏15g，川贝6g，黄芩10g，橘红12g，川黄连1g，茯苓20g，荆芥10g，防风6g，桂枝6g，炒苍术12g，瓜蒌仁30g，甘草20g，沉香3g，木香3g，水煎服。主治口眼㖞斜。

末梢神经炎

苍术煎：炒苍术20g，贡白术10g，附子20g，荆芥15g，防风6g，茯苓30g，柴胡30g，枳壳20g，羌活6g，川芎10g，白芷12g，天南星6g，甘草20g，僵蚕20g，水煎服。治疗严重手足湿疹、末梢神经炎。

荆防败毒汤加味：独活20g，荆芥15g，防风6g，茯苓30g，枳壳20g，柴胡30g，前胡15g，羌活6g，川芎6g，僵蚕15g，蝉蜕20g，桂枝12g，雷丸20g（打碎），苦参12g，丹参30g，生牡蛎60g（先煎），米香附15g，天南星6g，水煎服。治疗末梢神经炎。

坐骨神经痛

土鳖抒痛汤：苏土鳖12g，川断20g，忍冬藤30g，骨碎补15g，功劳叶20g，红花20g，桃仁15g，海桐皮30g，狗脊20g，片姜黄15g，水煎服。治疗风湿性关节炎、坐骨神经痛。

加味大秦艽汤：秦艽20g，羌活6g，白芷6g，防己6g，泽兰30g，薏苡仁30g，骨碎补20g，当归20g，狗脊20g，乌蛇30g，全蝎12g，龙胆草6g，三棱15g，赤芍20g，功劳叶30g，水煎服。治坐骨神经痛。

首乌养肢汤：何首乌60g，茄根26g，薏苡仁15g，漏芦12g，通草12g，忍冬藤30g，怀牛膝20g，葛根30g，当归10g，五加皮12g，桃仁6g，杏仁6g，水蛭15g，水煎服。主治坐骨神经痛。

大黄蘆虫丸（以蘆虫为主）：蘆虫15g，大黄3g，黄芩12g，生地20g，赤芍30g，桃仁15g，干漆6g（炒），甘草20g，水蛭20g，功劳叶30g，红花20g，半夏20g，水煎服。主治坐骨神经痛。

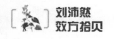
虚汗出、失眠

滋肾宁心汤：菟丝子30g，当归15g，酒白芍20g，生龙齿30g（先煎），巴戟天15g，麦冬15g，柏子12g，竹叶20g，茯苓15g，酸枣仁12g，车前子30g（包煎），泽泻30g，桂圆肉20g，水煎服。主治虚汗出、失眠、心肾相失。

失眠

铁落重镇汤：铁落30g（先煎，醋煅3次），潞党参12g，陈皮6g，炒苍术12g，生石决明60g（先煎），半夏6g，酸枣仁12g（炒），炒米30g，带壳砂仁6g，茯神15g，麦冬6g，梧桐花15g，水煎服。治失眠。

嗜睡症

松萝汤：松萝茶3g，合欢花30g，丹皮15g，蝉蜕10g，僵蚕15g，香薷6g，丹参60g，茜草6g，海螵蛸20g，防风6g，生艾叶10g，侧柏叶10g，生地30g，大黄6g，水煎服。治疗嗜睡症。

虚证头痛

保元补虚汤：黄芪60g，附子20g，五加皮12g，党参15g，茯苓20g，贡白术12g，莲房20g，蔓荆子12g，炒苍术6g，炒苍耳子6g，僵蚕15g，水煎服。治虚证头痛。

血管神经性头痛

磁石颠灵饮：磁石粉60g（先煎），僵蚕20g，蔓荆子20g，米香附156g（？），附子30g（先煎），黄芪30g，贡白术12g，怀牛膝20g，生龙齿60g（先煎），炙甘草10g，水煎服。治疗血管神经性头痛。

三叉神经痛

藿陵佩汤：藿香15g，零陵香20g，佩兰15g，吴茱萸10粒，钩藤15g，天南星10g，羌活10g，蝉蜕12g，藁本15g，葛根30g，炒苍术15g，炒苍耳子6g，全蝎6g，秦艽12g，鲜生姜10片，水煎服。治疗三叉神经痛。

轻重汤：生石膏120g（先煎），云故纸12g，辛夷12g，丹皮12g，竹叶12g，羌活6g，升麻10g，龙胆草6g，知母20g，怀牛膝12g，蝉蜕30g，水煎服。治疗三叉神经痛（锐颜）。

石燕龙齿汤：石燕40g，龙齿30g，龙骨30g，紫贝齿40g，紫石英60g（以上先煎），防风6g，荆芥穗12g，僵蚕15g，蝉蜕20g，滑石30g（先煎），辛夷20g，羌活6g，当归12g，川芎10g，钩藤20g，水煎服。治疗三叉神经痛。

藁本泄经汤：藁本15g，甘松20g，佩兰30g，地龙20g，水蛭15g，川楝子3g，菊花30g，羌活6g，僵蚕20g，蝉蜕20g，旋覆花15g（包煎），川芎6g，水煎服。治三叉神经痛。

癫痫

雄黄橘红丸：雄黄6g，天竺黄20g，川贝20g，琥珀10g，麝香1g，胆南星30g，全蝎30g，远志肉、钩藤、防风、橘红、姜皮、川羌活、茯苓、天麻、石菖蒲各15g，蝉蜕60g，白附子20g，上药为极细末，炼蜜为丸，小粒，每服6粒。治疗癫痫。

二橘竺黄汤：橘红15g，橘络15g，天竺黄10g，苏叶20g，蝉蜕20g，地骨皮20g，白慈姑20g，片姜黄6g，僵蚕15g，桂枝10g，石菖蒲20g，水煎服。治疗癫痫、腹痛。

抑痫丸：蜈蚣30条，郁金30g，蝉蜕60g，大黄30g，荆芥穗20g，僵蚕30g，苏叶40g，茯苓40g，泽泻60g，橘络60g，水蛭60g，龙胆草30g，血竭花60g，天竺黄100g，蜈蚣300条（微炒），全蝎20g，上药为极细末，炼蜜为丸，6g重，每服4粒，每日服3次，白水送服。治疗癫痫。

癫狂

苦丁涌痰汤：苦丁香10颗，白茯苓10g，赤小豆12g，诃子肉10g，胆南星12g，槟榔10g，水煎，少服多次饮。治疗癫狂。

乙脑后遗症

血竭抑瘤丸：血竭花30g，郁金15g，僵蚕20g，蝉蜕20g，荆芥穗12g，茯苓30g，泽泻30g，橘络15g，大黄15g，片姜黄12g，水蛭30g，龙胆草15g，蜈蚣30条，天竺黄30g，蜈蚣600条（微炒），瓜蒌皮30g，葛根粉20g，全蝎20g，上药为极细面，胶囊装，每服20粒，日服3次，白水送下。治疗乙脑后遗症（癫痫）。

癫痫便秘

平癫润秘汤：怀牛膝30g，连翘60g，槐花30g，苏赤木

10g，大黄1g，生牡蛎60g（先煎），生龙骨30g（先煎），当归15g，葛根10g，磁石60g（先煎），水煎服。治疗癫痫便秘。

偏正头风、眉棱骨疼、两眼抽掣

一字经金散：茶叶、藿香、荆芥穗、旋覆花、白芷、生石膏、防风、川芎、天南星、川乌（炙）、草乌（炙），水煎服。治疗偏正头风，眉棱骨疼，两眼抽掣（无用量及用法）。

慢脾惊

可保立苏汤：核桃带皮3个（微焙），破故纸6g，炒酸枣仁20g，白术10g，当归20g，白芍20g，党参15g，黄芪60g，炙甘草20g，山茱萸15g，钩藤30g，附子3g，水煎服。《医林改错》载治疗慢脾惊。

身体颤振

定振汤：天麻15g，秦艽20g，全蝎3g，细辛15g（后入），二地各20g，当归30g，川芎6g，白芍20g，防风6g，荆芥12g，白术10g，黄芪60g，威灵仙6g，水煎服。治老年血虚风动、身体颤振。

震颤性麻痹

白薇饮：白薇20g，葛根20g，桂枝15g，白芍30g，全蝎3g，钩藤15g，秦艽12g，细辛12g（后入），二地各15g，当归20g，川芎10g，防风6g，荆芥6g，威灵仙3g，水煎服。治疗震颤性麻痹。

搐搦症

木瓜伸筋汤：木瓜30g，伸筋草40g，当归20g，怀牛膝20g，海螵蛸40g（先煎），桂枝15g，钩藤20g，何首乌30g，附子6g，熟地30g，党参15g，生牡蛎60g（先煎），水煎服。主治搐搦症。

述症（多想、多忆、欲悲、欲哭、恐惧）

述症汤：生龙骨60g（先煎），生龙齿60g（先煎），厚朴20g，柴胡30g，青皮12g，陈皮10g，桑皮15g，麦冬15g，胆南星3g，枳实20g，赤小豆30g，青果15g，海浮石60g，泽泻20g，水煎服。治疗述症（多想、多忆、欲悲、欲哭、恐惧）。

治气迷心（述症）方：用青果30g，厚朴10g，柴胡20g，青皮10g，陈皮100g，桑皮12g，麦冬12g，枳实15g，赤豆30g，胆南星1g，甘草6g，水煎服。

癔症

述癔汤：瓜蒌45g，生牡蛎60g（先煎），桂枝12g，白芍15g，龙骨60g（先煎），常山12g，干漆3g（炒），柴胡30g，黄芩10g，水煎服。治疗癔症。

自主神经功能紊乱

马明退汤：蝉蜕6g，生牡蛎60g（先煎），云故纸12g，桑螵蛸12g，常山6g，青果10g，半夏10g，石菖蒲12g，远志10g，龟板12g，龙齿20g（先煎），泽泻20g，巴戟天12g，肉苁蓉12g，水煎服。治疗自主神经功能紊乱。

脑发育不良

育脑丸：蛇蜕炭100g，蜥蜴300条（微炒），淡菜30g，丹皮30g，丹参30g，琥珀20g，安息香6g，玳瑁40g，川芎12g，赤芍20g，僵蚕30g，龙胆草30g，白薇30g，橘络60g，金钱白花蛇2条，血竭花15g，大黄12g，上药为极细末，炼蜜为丸（小粒），每服20～30粒，每日服3次，白水送下。治疗脑发育不良（抽搐、步履蹒跚、口涎）。

脑萎缩

宣化汤：僵蚕30g，蝉蜕20g，辛夷20g，菊花30g，附子3g，防风6g，大黄1g，橘络20g，天南星3g，水煎服。治疗脑萎缩。

末梢血管痉挛

续断健肢汤：续断20g，漏芦20g，穿山甲10g，忍冬藤30g，恶实20g，丹参30g，泽兰30g，桂枝12g，黑元参30g，当归20g，浮萍15g，浙贝12g，王不留行12g，生艾叶15g，水煎服。治疗末梢血管痉挛（手指末梢凉麻变色）。

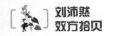
内分泌及代谢性疾病

糖尿病

生牡蛎猪肚丸：生牡蛎粉120g，苦参60g，密陀僧6g，知母60g，瓜蒌根120g，瓜蒌120g，用猪肚装药水煮之后，切碎焙干为面，炼蜜为丸，6g重，每服2～3粒，每日服3～4次，白水送服。治疗糖尿病。

知母参龙汤：知母90g，沙参20g，白人参10g，太子参20g，地龙20g，甘草20g，水煎服。治疗糖尿病。

肥胖症

香附调郁汤：米香附30g，香薷12g，苏叶12g，路路通6个，木贼40g，刘寄奴20g，腹皮20g，七爪12g，五加皮12g，芦荟1g，沉香3g，通草6g，浮萍60g，半夏30g，水煎服。治疗肥胖症。

高脂血症

木贼降脂汤：木贼60g，泽兰30g，连翘30g，葛根20g，赤芍20g，木通6g，地龙20g，石韦20g，夏枯草60g，大黄1g，芦荟1g，水煎服。治疗高脂血症。

电解质紊乱

解质汤：白芥子6g（炒），枳实12g，柴胡20g，大黄3g，金银花炭60g，黄芩10g，川黄连6g，半夏15g，瓜蒌20g，赤芍12g，水煎服。可治疗因高热电解质紊乱，矫正电解质。

周期性麻痹

加味伸筋汤：海螵蛸40g，伸筋草30g，当归20g，桂枝15g，白芍30g，生牡蛎30g（先煎），葛根15g，怀牛膝10g，薏苡仁20g，桑枝30g，生龙齿30g（先煎），甘草6g，水煎服。治疗周期性麻痹（低钾）。

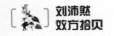
雷那德病

漏芦通脉汤：漏芦20g，穿山甲15g，忍冬藤30g，川断15g，恶实20g，丹参30g，泽兰30g，桂枝12g，黑元参30g，当归20g，浙贝20g，王不留行20g，葱根寸许，水煎服。治疗雷那德病。

肿瘤及肿块性疾病

肺肿瘤

箭羽中和汤：鬼箭羽60～90g，穿山甲15g，天南星6g，附子12g，夜明沙60g（包煎），紫石英30g（先煎），泽泻20g，肉桂6g，延胡索10g，木香3g，槟榔12g，血竭花10g（为末冲服），水蛭20g，桃仁20g，三棱12g，大黄3g，水煎服。治肺肿瘤。

肺癌积液

肺癌积液方1：白胶香60g，琥珀60g，鳖甲90g，醋延胡索40g，没药40g，桃仁30g，血竭花90g，僵蚕60g，附子20g，穿山甲60g，天南星20g，川贝60g，全蝎20g，蜥蜴800条，水蛭90g，干漆60g（炒），半夏100g，上药备齐备用。

方2：鱼腥草1500g，前胡250g，旋覆花250g，茜草500g，野菊花500g，紫草500g，夏枯草1250g，黄白药子1000g，钟

乳石2500g（为末，布袋装），生麦芽750g，瞿麦1500g，木贼1300g，冬瓜子250g，海藻1300g，鬼箭羽500g，紫石英250g（为末，布袋装），泽泻750g，文术250g，上药洗净熬水，反复3次，去渣，单纯熬前药液成浓膏，烘干；与1方共为极细面，炼蜜为丸，6g重，每服3粒，每日服3次，白水送下。治肺癌积液。

食管癌吐沫期

噎膈奇效散：五灵脂20g，橘红15g，半夏30g，郁金30g，乌药12g，苏子15g，白芥子3g，莱菔子20g，沉香6g，香附20g，砂仁3g，白豆蔻3g，胆南星1g，鲜生姜30片，水煎服。治食管癌吐沫期。

黄色细胞瘤

五香流气饮：沉香6g，金银花90g，茴香6g，僵蚕30g，羌活3g，独活15g，连翘60g，瓜蒌仁20g，藿香10g，丁香3g，木香6g，甘草20g，水煎服。《医宗金鉴》载黄鳅痈、流注结核（黄色细胞瘤等）。

甲状腺瘤

甲状腺瘤分4组治疗，每组服30剂。

1组：土茯苓120g，王不留行30g，夏枯草60g，川芎6g，土贝母15g，白鲜皮12g，海螵蛸30g（先煎），海藻30g，三棱12g，文术12g，水煎服。

2组：土茯苓30g，苏子12g，白芥子6g，白蔹15g，穿山甲12g，半夏15g，天南星6g，枳实30g，草河车30g，木鳖子仁15g（打碎，蒸后去油），血竭花12g（为面冲服），煎服。

3组：土茯苓60g，骨碎补20g，昆布20g，海浮石60g（先煎），恶实12g，川楝子6g，米香附20g，白芷6g，陈皮12g，僵蚕30g，水煎服。

4组：土茯苓120g，冬葵子20g，浙贝10g，土贝母10g，木鳖子仁10g（打碎，蒸后去油），两头尖30g（打碎），漏芦20g，穿山甲15g，川芎10g，苦参20g，黑元参120g，水煎服。

结节性甲状腺肿

苦丹二参汤：苦参20g，丹参30g，片姜黄15g，黄、白药子各10g，夏枯草30g，白慈姑15g，文术12g，天南星6g，海螵蛸

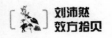

30g（先煎），当归20g，草河车20g，海蛤粉60g，土茯苓20g，

木贼30g，水煎服。治疗结节性甲状腺肿。

感染性疾病

狂犬病

三生饮：生半夏15g，生天南星15g，生甘草15g，砂糖120g（冲服），清水3碗煎至1碗，温服。治疗狂犬病。

牛斗犬汤：二丑各15g（炙），大黄20g，川占10g（溶后候冷先服），䗪虫5g，僵蚕20g，蝉蜕30g，片姜黄15g，天南星6g，血竭花（为面冲服），荆芥穗15g，红花30g，水煎服。治疗狂犬病。

破伤风

异灵膏：黑桑葚15g，胆南星15g，蝉蜕15g，血余炭60g，蜈蚣30条，为极细面，香油、蜂蜜、黄酒各等量，调匀成糊状，用微火加温成膏，每20分钟服1次，1剂1日服完。治疗破伤风。

鸡矢白散：鸡矢白6g，蜈蚣1条，全蝎3g，天南星3g，天麻3g，白芷3g，羌活6g，防风3g，为极细末，每服9g，黄酒送

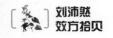

服，每日服3次。

蜈蚣代天汤：大蜈蚣10条，天南星6g，大黄20g，芒硝10g，䗪虫15g，红花20g，枳实10g，片姜黄10g，蝉蜕20g，生牡蛎30g（先煎），僵蚕15g，水煎服。治疗破伤风牙关紧闭，口噤不开，角弓反张。

结核

细料药治结核第一方：蜥蜴300～400条（微炒），蜈蚣20条，全蝎100g，僵蚕100g，蝉蜕120g，乌蛇150g，穿山甲120g，木鳖子仁120g（蒸后去油），当归120g，鳖甲150g，水蛭30g，地龙30g，胆南星15g，没药30g，血竭花60g，夜明沙100g，川椒目60g，白芥子30g，上药备齐待用。

浓缩药治结核第二方：桦木细皮5000g，当归150g，赤芍250g，银柴胡500g，泽兰300g，苏赤木250g，炒芫花150g，大戟100g，丹参300g，白薇250g，功劳叶250g，野菊花500g，夏枯草250g，木鳖子仁200g，秦艽250g，红花200g，胡卢巴250g，土茯苓500g，草河车500g，土贝母250g，黑元参500g，白慈姑500g，制法与服法见下（即见下治验）：

淋巴结核窦道治验，方以升降散配伍蜥蜴等。蜥蜴500条（微炒），血竭花30g，蝉蜕20g，僵蚕30g，蜈蚣20条，大黄

20g，白及20g，半夏30g，穿山甲30g，上药共为极细末待用。

制法：桦木皮（内层剪细炒微黄）2500g，海藻200g，片姜黄200g，皂角刺200g，皂角子60g，夏枯草250g，土茯苓250g，草薢250g，上药用大锅反复煎熬，去渣浓缩药汁成浸膏，烘干再兑上备用药，共研为极细面，炼蜜为丸，6g重，每服2～3丸，每日服2～3次，黄酒送服，愈期白水送服。

肺结核

五烧散：乌蛇250g，蛴螬500条，桦木皮炭250g，功劳叶20g，蜈蚣50条，全蝎100g，僵蚕60g，蝉蜕100g，柏叶炭120g，棕炭60g，钟乳石60g（煅），白蔹炭60g，血余炭60g，京墨30g，白薇100g，薏苡仁60g，当归60g，水蛭30g，天南星20g，上药为极细面，每服15g，每日服4次，白水送下。治疗肺结核。

淋巴结核（窦道）

山甲蛴螬丸方1：穿山甲60g，蛴螬500条（微炒），血竭花60g，蝉蜕60g，僵蚕30g，蜈蚣20条，大黄20g，白及20g，半夏30g，上药备齐待用。

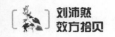
方2：桦木细皮2500g，海藻250g，皂角刺200g，皂荚60g，夏枯草250g，土茯苓250g，萆薢500g，上药七味久煎为浸膏，浓缩烘干，再兑方1共为末，蜜丸6g重，每服4粒，日服4次，白水送下。主治淋巴结核（窦道）。

梅毒

轻粉土茯苓丸：大黄30g，土茯苓120g，乌蛇120g，蟾酥1.5g，轻粉6g，为极细末，酒糊为丸，如豌豆粒大，每服20粒，日服3次，白水送下。治疗梅毒。

肠道滴虫

苦参汤：苦参炭30g，薏苡仁30g，榧子12g，瞿麦30g，连翘30g，白头翁15g，秦皮12g，胡黄连1g，川黄连6g，乌梅6g，贯仲炭20g，乌药20g，白果15g，远志6g，水煎服。治疗肠道滴虫。

梅毒恶疮

大败毒：大黄30g，穿山甲12g，斑蝥7个，防风6个，郁李仁6g，蝉蜕18g，木鳖子仁3个，蒲公英10g，蛇蜕10g，紫花地丁18g，朴硝18g，天花粉10g，蜈蚣3条，蟾蜍2个，麻黄18g，羌活6g，蕲蛇10g，甘草10g，水煎服。治梅毒恶疮。

鱼口便毒（梅毒）新加蟾酥丸： 1943年用配丸药，治鱼口便毒（梅毒），新加蟾酥丸：蟾酥丸10粒，川大黄60g，乌蛇60g，土茯苓120g，僵蚕60g，共为极细末，蜜为丸。（无用法）

蛔虫病

治蛔虫方：瞿麦250g，连翘60g，熬水熏洗肛门。

绦虫病

驱绦煎： 槟榔60～90g，芦荟3g，南瓜子60g，川椒3g，石榴皮10g，瞿麦60g，大黄6g，水煎服，饮量宜大。治疗绦虫病。

囊虫病

治囊虫病方1：雷丸200g，钟乳石60g，干漆20g（炒），水蛭30g，僵蚕60g，全蝎20g，芫花20g，胡黄连20g，上药备齐待用。

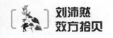
方2：苦参5000g，用水久煎，反复两次，而后浓缩成浸膏，烘干再与方1共为极细面，炼蜜为丸，小粒，每服20～60粒，每日服4次，白水送下。

麻风病

乌蛇除癞汤：乌蛇15g，艾叶20g，柽柳12g，荆芥穗12g，白附子6g，赤芍20g，炒苍耳子10g，红花20g，大黄1g，白薇20g，皂角刺20g，阿胶10g（烊化），白及30g，当归20g，水煎服。治疗麻风病。

其他

忌鸦片方：曼陀罗花10g，金牛草6g，佛手10g，麦冬6g，桔梗10g，五味子6g，升麻3g，柴胡6g，怀牛膝6g，黄芩10g，肉桂3g，甘草6g，水煎服。

治煤炭熏方：木香15g，鬼箭羽10g，生苍术15g，乳香10g，大黄15g，熬药饮服或为极细面吹鼻内，或平时放药末于火炉旁。

忌烟方（林则徐忌烟方）：罂粟壳20g，明党参15g，旋覆花20g，杜仲10g，半夏12g，酸枣仁20g，橘红10g，益智仁6g，干姜3g，沉香3g，甘草20g，水煎服。

外科疾病

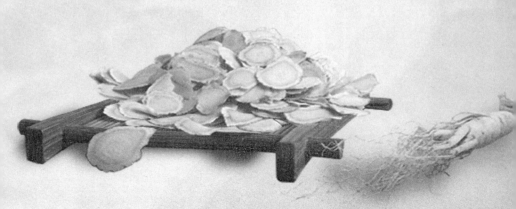

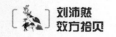

汤火伤

治汤烫火烧方：大黄90g，黄柏15g，黄连15g，黄芩15g，代赭石60g，寒水石30g，冰片6g，共为极细面，炼香油调上。

淋巴结核

慈姑消疬饮：山慈姑30g，穿山甲6g，海藻30g，急性子6g，生牡蛎40g（先煎），刘寄奴20g，海螵蛸30g，米香附10g，怀牛膝20g，白薇20g，白前12g，白及12g，白果10g，白蔹20g，水煎服。治淋巴结核。

土茯苓枯草汤：土茯苓120g，夏枯草60g，黄芪15g，当归20g，川芎6g，伍药草薢、雷丸、猪苓、茯苓，水煎服，连服40剂。

天葵丸：紫背天葵45g，海藻30g，昆布30g，贝母30g，桔梗30g，海螵蛸15g，共为极细末，酒糊为丸，如梧桐子大，每服70粒，食后温酒送下。治疗淋巴结核。

胸椎结核

土木鳖丸：土木鳖30g，川椒目12g，蛇蜕炭20g，蝉蜕炭30g，当归30g，僵蚕20g，蜈蚣20条，穿山甲30g，全蝎30g，乌蛇120g，骨碎补30g，功劳叶30g，秦艽30g，桦木皮120g，没药20g，桃仁30g，淫羊藿60g，蚯蚓500条，共为极细末，炼蜜为丸，6g重，每服3～4粒。主治胸椎结核。

全身毛囊炎

血竭仙鹤汤：血竭花12g，仙鹤草60g，艾叶炭20g，羌活6g，赤芍15g，葛根30g，槐花15g，青皮12g，水蛭20g，生蒲黄30g（包煎），水煎服。治全身毛囊炎。

阴疽

桂枝牡蛎煦阴汤：桂枝15g，生牡蛎30g（先煎），瓜蒌仁20g，丹皮12g，葛根15g，鹿角霜20g（先煎），桃仁12g，槐花20g，水煎服。治疗阴疽。

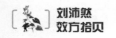
疔疮内发

九龙汤：油松节30g，连翘60g，生地20g，柴胡20g，青木香6g，黑元参20～30g，苦参15g，槐花20～60g，龙胆草10g，葱3根，水煎服。治疔疮内发。

下肢静脉炎

瓜络益络汤：白丝瓜络20g，王不留行30g，当归20g，片姜黄12g，浮萍30g，川芎10g，桂枝12g，赤芍20g，通草15g，五加皮10g，射干30g，红花12g，水煎服。治疗下肢静脉炎。

萆薢搜逐汤：萆薢30g，连翘30g，土茯苓20g，瓜蒌30g，白芷10g，青皮12g，怀牛膝20g，王不留行30g，白慈姑15g，陈皮20g，浮萍20g，水蛭15g，地龙20g，水煎服。治疗下肢静脉炎。

炭疽病

治炭疽病方：蒲公英100g，金银花90g，当归60g，荆芥10g，防风6g，地龙30g，生甘草20g，水煎服。

手指感染化脓

瓜蒌牡蛎汤：瓜蒌30g，生牡蛎60g（先煎），桂枝15g，穿山甲12g，土贝母12g，山慈姑15g，金银花60g，夏枯草12g，恶实15g，水煎服。治疗手指感染化脓。

下肢溃疡

天仙子汤：天仙子3g，木瓜30g，木贼30g，胡麻10g，海螵蛸40g，炒苍术6g，山慈姑20g，红花20g，柴胡20g，穿山甲6g，大黄3g，白附子3g，水煎服。治下肢溃疡不愈。

外用方：天仙子6g，没食子6g，儿茶10g，雄黄6g，血竭花10g，川贝12g，五倍子6g，共为极细面，香油调上。外敷治下肢溃疡。

蜂窝组织炎

漏芦排毒汤：漏芦30g，茜草20g，焦栀子20g，生地30g，天花粉30g，茵陈15g，土贝母12g，地龙20g，草河车30g，桃仁15g，大黄6g，桂枝20g，甘草15g，水煎服。治疗蜂窝组织炎。

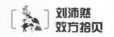

大丹皮汤：丹皮20g，生牡蛎40g（先煎），金银花60g，桂枝10g，白慈姑30g，䗪虫12g，赤芍12g，两头尖20g，葛根20g，水煎服。治疗蜂窝组织炎。

风毒瘰疬初发寒热

羌活防风汤：防风、羌活、连翘、升麻、夏枯草、恶实、川芎、海藻、海昆布、薄荷、僵蚕、穿山甲、甘遂（缺量），水煎服。治风毒瘰疬初发寒热。

疖肿

变质汤：胡黄连6g，土茯苓30g，萆薢30g，茯苓20g，雷丸20g，猪苓20g，磁石30g（先煎），两头尖15g（打），赤芍15g，红花15g，草河车15g，泽泻15g，商陆6g，防己15g，水煎服。治疗疖肿。

多发性疖肿

紫草除热毒汤：紫草30g，红花20g，当归12g，五灵脂12g，穿山甲6g，茜草15g，赤芍20g，射干15g，龙胆草12g，䗪虫20g，桃仁12g，银柴胡30g，炒苍术6g，炒苍耳子6g，水煎服。治疗多发性疖肿。

花粉排毒汤：天花粉60g，黑元参40g，土茯苓30g，草河车20g，漏芦20g，大黄3g，防风6g，郁李仁10g，穿山甲6g，木鳖子仁6g，蛇蜕10g，羌活3g，木贼30g，水煎服。主治多发性疖肿。

急性阑尾炎

阑尾炎汤：生地榆30g，当归30g，金银花90～120g，草河车15g，黄芩12g，柴胡30g，枳实12g，赤芍15g，丹皮12g，甘草12g，水煎服，饮量宜大，每4小时1次，治疗急性阑尾炎，连续13剂而愈。

清肠饮：金银花90g，当归60g，地榆30g，麦冬30g，元参30g，薏苡仁15g，黄芩6g，生甘草10g，草河车30g，水煎服。治疗急性阑尾炎。

静脉炎

玄参扩管汤：玄参12g，丹皮12g，赤芍15g，丹参30g，当归12g，两头尖20g，怀牛膝15g，卷柏12g，柏子仁12g，金银花

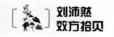
40g，水煎服。治疗静脉炎。

熟地敛阴汤：熟地炭60g，生牡蛎60g（先煎），白及10g，钟乳石60g（先煎），干漆6g（炒烟烬），怀牛膝15g，金银花炭60g，花蕊石60g（先煎），丹皮炭6g，蟅虫6g，桃仁6g，玄参30g，水煎服。治疗下肢静脉炎。

双腿淋巴管炎

玄参消融汤：黑元参120g，蚕沙30g，葛根20g，当归20g，茄根20g，盐柏6g，怀牛膝20g，木通3g，通草6g，桑枝30g，水煎服。治疗双腿淋巴管炎。

无名肿毒

胆矾汤：胆矾15～20g（后入），穿山甲30g，透骨草250g，川断60g，煎水先熏后洗。治疗毒恶疮或无名肿毒。

痔核或结核瘘管

夏枯草丸：夏枯草5000g，连翘1000g，白蔹1000g，木贼5000g，桦木细皮5000g（剪炒），金银花500g，久煎浓缩成浸膏，合冰糖服，每服60～90g。治疗痔核或结核瘘管。

痔漏下血

血余阿胶槐角丸：血余炭20g，槐角20g，阿胶20g，川芎6g，地榆60g，荆芥20g，建曲20g，黄芪120g，木贼60g，为末，蜜丸，6g重，每服3粒。治痔漏下血。

瘘管肛门坠肿

花粉夏枯煎：天花粉60g，夏枯草（缺量），当归15g，穿山甲12g，桃仁18g，红花10g，怀牛膝15g，连翘60g，水煎服。主治瘘管肛门坠肿。

脱肛

脱肛外用方：没食子、五倍子、白矾、蛇床子、赤石脂、木贼（缺量），熬水熏洗或为末外涂。

脱肛内服方：升麻20g，党参30g，连翘30g，甘草6g，水煎服。（可参照芒硝条不腾洗）

脱肛腾洗方：芒硝60g，五倍子3g，升麻30g，明矾6g，甘

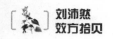
草30g，加水2500～3000mL，加热沸5分钟，倾盆待温，坐浴，早晚各1次。

疝气

沉香升麻汤：沉香6g，明党参30g，党参12g，附子6g，升麻炭12g，莲房30g，五味子6g，肉豆蔻6g，芡实12g，橘核12g，肉桂6g，胡黄连6g，水煎服。治疗疝气。

藜芦升宣汤：藜芦3g，附子30g，橘核20g，荔枝20g，蔓荆30g，蝉蜕20g，莲房30g，羌活6g，焦山楂核60g，枳壳12g，母丁香6g，焦栀子20g，茴香6g，水煎服。主治疝气。

肠梗阻

李桃润解汤：郁李仁12g，连翘60g，秦艽15g，当归20g，枳实15g，瓜蒌20g，怀牛膝20g，红花20g，桃仁10g，赤芍15g，干蝼蛄1个，水煎服。治疗肠梗阻。

肠痈

薏苡附子败酱散加减：附子6g，薏苡仁40g，败酱草90g，川黄连1g，西瓜翠衣90g，生蒲黄20g（包煎），苏赤木20g，干漆1g（炒烟烬），水煎，饮量每次350mL，连续服12天，日服4次，肠痛疗效颇佳。

痔漏

大黄山甲汤：大黄、穿山甲、白芷、川黄连、枳壳、归尾、赤芍、乌药、槟榔、天花粉、皂角刺、桃仁、生地、元明粉、甘草（缺量），水煎服。治痔漏。

痔疮合并感染

连翘饮：连翘60g，槐角12g，肉苁蓉20g，金银花30g，生艾叶12g，当归20g，赤芍15g，桃仁12g，杏仁6g，秦艽20g，水煎服。治疗痔疮合并感染。

小肠疝气

小肠疝气方：胡卢巴500g（炒），小茴香360g（盐炒），吴茱萸300g，川楝子560g，巴戟天、川乌（炙）各180g，共研细末，酒煮面糊为丸，如梧桐子大，每服15～20丸，空腹温酒

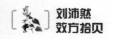
送下。《太平惠民和剂局方》功用治小肠疝气，偏坠阴肿，小腹有形如卵上下往来，痛不可按，或绞结绕脐攻刺。

脱肛便血

不摇汤：独活15g，云故纸20g，秦艽15g，当归20g，怀山药20g，防风6g，山楂炭6g，怀牛膝20g，金银花炭30g，炙大黄3g，枳实炭20g，鹿角霜60g（先煎），连翘30g，水煎服。治脱肛便血。

肠覃（肠疝）

牡蒙丸：牡蒙30g，川乌6g（炙），半夏20g，藜芦6g，肉苁蓉20g，干姜6g，桂心6g，甘草20g，枳壳30g，胡卢巴20g，水煎服。治疗肠覃（肠疝）。

股骨头坏死

羊骨益骨丹：羊骨炭（前胫骨）120g（煅存性），桦木细皮1000g（剪碎炒黄），蜈蚣50条，全蝎20g，血竭花60g，蜥蜴1000条（微炒），怀牛膝30g，鹿角霜30g，川乌20g（炙），草乌20g（炙），天南星20g（炙），萆薢60g，片姜黄30g，川断20g，骨碎补60g，自然铜60g（煅），桂枝20g，上药共为极细末，炼蜜为丸，6g重，每服2粒，每日服3次，黄酒送下。治疗股骨头无菌性坏死。

多年寒腿

富老爷方：片姜黄15g，白术15g，木瓜30g，透骨草30g，归尾30g，羌活30g，独活30g，阳起石15g（煅），海桐皮15g，乳香30g，没药30g，川续断30g，防风30g，全羊骨炭24g，外加陈醋、黄酒，木瓜盛在砂锅内，另将各药捣粗末，用白布缝成口袋，将药装内蒸热熨即可。或去透骨草，为极细面，炼蜜为丸，6g重，每服3粒，每日服3次，黄酒送服。治多年寒腿等症。

臂胛痛

五灵脂散：五灵脂20g，荆芥穗10g，防风6g，羌活6g，独活10g，穿山甲6g，骨碎补30g，草乌6g（炙），炙甘草10g，水煎服。主治臂胛疼痛。

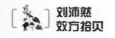
鞘膜积液

荜澄茄通逐汤：荜澄茄15g（炒），橘核20g，胡卢巴15g，厚朴12g，延胡索10g，海藻20g，穿山甲6g，急性子6g，浮萍40g，大戟3g，白芥子3g（炒），海带20g，水煎服。治疗鞘膜积液。

膝关节积液

蜀椒逐痹汤：蜀椒炭12g，忍冬藤30g，川乌6g（炙），草乌6g（炙），半夏15g，附子15g，骨碎补20g，红花20g，蚕沙40g（包煎），蜈蚣15条，桑枝60g，木贼20g，水煎服。治疗膝关节积液。

骨结核

桦木皮丸：桦木皮炭250g，血竭花60g，黄芩100g，蜈蚣30条，僵蚕60g，蝉蜕30g，当归20g，蜥蜴900条（微炒），乌蛇200g，骨碎补100g，大黄30g，蕲蛇60g，川乌20g（炙），草乌30g（炙），鹿角霜200g，蚕沙90g，防风60g，明党参90g，全蝎60g，苏赤木150g，红花60g，自然铜30g（煅），明没药

30g，白果60g，上药为极细面，蜜丸6g重，每服3～4粒，每日服3～4次，白开水送服。治疗骨结核。

腰膝痛或肾炎

海桐皮散：海桐皮30g，五加皮20g，怀牛膝20g，川羌活3g，地骨皮20g，薏苡仁20g，生地黄30g，水煎服。治腰膝痛或肾炎（肾脏攻刺）。

脊背骨痛

华池汤：山茱萸15g，熟地30g，蜜黄芪30g，麦冬12g，五味子10粒，白术15g，防风3g，茯苓10g，附子1g，水煎服。治疗脊背骨痛。

风湿性关节炎

防己麻黄附子汤：防己15g，麻黄3g，附子20g，薏苡仁20g，红花15g，当归20g，苦参15g，蚕沙60g，泽泻30g，赤芍12g，白蔹20g，骨碎补20g，地龙15g，磁石60g（先煎），水煎服。治疗风湿性关节炎。

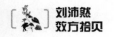

萆薢逐痹煎：萆薢60g，当归20g，土茯苓30g，怀牛膝20g，红花15g，桃仁10g，柴胡30g，羌活6g，防己6g，升麻3g，猪苓20g，薏苡仁20g，土鳖虫10g，苦参20g，水煎服。主治风湿性关节炎。

关节腔积液

大戟峻利汤：大戟6g，浮萍60g，川椒目10g，忍冬藤30g，川楝子3g，威灵仙10g，半夏20g，川乌6g（炙），草乌10g（炙），防己15g，薏苡仁30g，石斛15g，鲜生姜20片，水煎服。治疗关节腔积液。

膝滑膜炎

商陆渗液汤：商陆10g，甘松12g，王不留行30g，半夏15g，附子15g，瞿麦90g，骨碎补20g，怀牛膝20g，茄根30g，忍冬藤20g，地龙15g，石斛15g，水煎服。治疗膝滑膜炎。

渗出性关节炎

商陆涤液汤：商陆6g，附子30g，路路通10g，卷柏15g，苏赤木20g，明没药10g，忍冬藤30g，漏芦12g，半夏20g，川乌6g，草乌6g，海螵蛸30g，鲜生姜20片，水煎服。治疗渗出性关节炎。

多发性骨软骨瘤

多发性骨软骨瘤，陆英丸剂一方，细料药：炙川乌、白芷、炙草乌各30g，细辛60～90（炒，缺单位），延胡素、炙天南星、白蕲蛇、蝉蜕、僵蚕、桃仁、血竭花、醋煅阳起石、没药、穿山甲各60g，蜥蜴500条，金钱白花蛇3条，木鳖子仁30g，炒白芥子15g，蛇蜕炭30g，蜈蚣30条，全蝎120g，䗪虫120g，羊骨炭（前胫骨煅炭）180g，上药备齐待用。

二方，浓缩药：陆英、五加皮、木贼、三棱各300g，当归、秦艽、萆薢、穿山甲、红花、功劳叶、骨碎补、防己各250g，川椒100g，伸筋草、海藻、海桐皮、莪术、淫羊藿、桦木细白皮（剪碎微炒）各500g，上药洗净，纳入大锅，多放水，煎2小时，这样反复煎2～3次，而后再煎使药汁成浸膏，最后烘干，再兑细料药，共为极细面，炼蜜丸，6g重，每服3粒，每日服3次，黄酒送下。

颈椎综合征

骨质增生饮：刘寄奴30g，白薇15g，葛根20g，前胡12g，

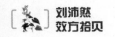

夏枯草30g，苏土鳖15g，红花20g，丹参30g，两头尖20g，大黄1g，明没药12g，银柴胡30g，水煎服。治疗颈椎综合征。

风湿热

当归拈痛汤：茵陈60g，当归20g，黄芩10g，羌活6g，防风6g，升麻3g，泽泻20g，葛根10g，苦参10g，知母30g，蚕沙60g，大黄1g，僵蚕6g，水煎服。治疗风湿热。

风湿关节肿胀

三棱溶症汤：三棱15g，红花20g，伸筋草30g，木贼30g，桂枝12g，狗脊20g，防己6g，防风6g，片姜黄6g，海桐皮30g，蚕沙30g，水煎服。治疗风湿关节肿胀。

滑膜结核积液

渗解豁化汤：川乌6g，土茯苓30g，夏枯草30g，萆薢30g，蚕沙30g（包煎），大金钱草20g，半夏20g，薏苡仁30g，血竭花6g（为末冲服），刘寄奴15g。主治膝关节滑膜炎、滑膜结核积液，水煎服48剂，积液完全消退。

通阳导逐汤：川乌6g，商陆6g，大戟3g，芫花3g，附子6g，半夏20g，柴胡30g，枳实10g，桂枝10g，茯苓30g，大枣20g，鲜生姜20片，水煎服。

臂痛（或肩周炎）

臂痛解凝汤：补骨脂20g，当归20g，茯苓15g，怀牛膝10g，杜仲炭12g，威灵仙6g，萆薢30g，川牛膝20g，水煎服。治疗臂痛（或肩周炎）。

骨折

促骨痂生长汤：儿茶10g，血竭花6g（为面冲服），明没药20g，旋覆花30g，天花粉30g，当归20g，穿山甲10g，桃仁15g，红花20g，川断15g，骨碎补30g，僵蚕15g，生黄芪60g，水煎服。

治红伤方：自然铜20g（煅），当归20g，赤芍10g，苏赤木20g，防风6g，荆芥10g，骨碎补30g，血竭花6g（为末冲服），没药12g，乳香10g，丹皮12g，苏土鳖10g，红花20g，杜仲炭15g，甘草6g，水煎服。

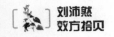
腰骶神经炎

玄参滋水丸：玄参60g，白菊花60g，白蕲蛇60g，龟板30g，当归30g，白芍30g，建曲40g，肉苁蓉60g，僵蚕100g，木瓜15g，蝉蜕30g，大黄6g，阿胶60g，桂枝15g，怀牛膝30g，蚕沙60g，全蝎20g，蜈蚣20条，山茱萸100g，枸杞子100g，上药共为极细末，炼蜜为丸，6g重，每服4粒，每日服4次，白水送下。治疗腰骶神经炎。

类风湿性关节炎

毛狗蠲风汤：金毛狗20g，骨碎补20g，苏赤木15g，蚕沙60g，片姜黄15g，红花20g，刘寄奴40g，泽兰20g，独活15g，细辛20g（后入），防己6g，桂枝10g，水煎服。主治类风湿性关节炎。

膝关节浆液性滑囊炎

滑石汤：滑石粉90g（布包），附子20g，薏苡仁30g，泽泻30g，石韦30g，䗪虫6g，桂枝15g，水煎服，连服20剂。治疗膝关节浆液性滑囊炎。

臂肿麻

臂肿麻治愈方：茄根30g，通草10g，桑皮10g，桑枝30g，五加皮12g，僵蚕12g，茯苓20g，郁金10g，旋覆花12g，红花12g，白芷6g，蝉蜕20g，水煎服。

疗挫伤肿方：金银花90g，生牡蛎30g（先煎），大黄12g，丹皮20g，桂枝10g，知母12g，水煎服。

坠堕闪挫

蔄茹丸（《证治准绳》方）：蔄茹子、当归、威灵仙、破故纸、杜仲各15g，桂心、乳香、没药各9g，共研细末，酒煮面糊为丸，小粒，每服6g，每日3服。治坠堕闪挫。

血滞腰痛

舒筋散：延胡索20g，当归30g，官桂10g，刘寄奴30g，怀牛膝20g，桃仁15g，水煎服。治血滞腰痛。

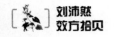
腰肌劳损

狗脊强筋汤：狗脊20g，海桐皮20g，羌活6g，贡白术10g，防风6g，防己10g，生黄芪30g，怀牛膝20g，川芎6g，川牛膝20g，地骨皮30g，五加皮12g，生地黄20g，蝉蜕12g，水煎服。治疗腰肌劳损。

四肢麻木

通阳活血汤：桑枝60g，通草10g，灯心草3g，当归20g，地龙20g，钩藤30g，泽兰30g，怀牛膝20g，红花15g，浙贝20g，水煎服。治疗四肢麻木。

宣痹汤：豆豉30g，枇杷叶20g，郁金6g，射干6g，滑石20g（包煎），通草6g，桑枝30g，豆卷12g，瓜蒌皮20g，杏仁6g，水煎服。《赤水玄珠》载疗肺气不宣，短气及四肢麻木。

史国公酒：茄根15g，枸杞子15g，当归12g，五加皮12g，熟地15g，郁金6g，青风藤10g，桑葚15g，千年健3g，白芷6g，荆芥10g，追地风3g，玉竹12g，萆薢12g，甘草6g，白酒2500mL，浸泡10天。

上腔静脉综合征

月月红汤：月季花30g，浮萍30g，黑元参90g，当归30g，忍冬藤30g，细辛30g（后入），赤芍20g，泽兰30g，水煎服。主治上腔静脉综合征（饮量宜重，剂数要多）。

肢体痉痛麻痒

马鞭草散：马鞭草60g，荆芥穗60g，乌梅肉60g，枳壳30g，白术30g，羌活30g，白芍30g，当归30g，甘草30g，川乌30g，秦艽45g，乌药45g，麻黄45g，木香15g，研为细末，每服10g，白水送服。或为汤剂。《妇人大全良方》载肢体痉痛或觉瘙痒或觉痹麻。

多发散在静脉脉管炎

金盏银台汤：王不留行30g，海藻30g，黑元参60g，漏芦12g，茜草20g，穿山甲15g，山慈姑20g，连翘30g，白芷10g，当归20g，赤芍20g，怀牛膝20g，建曲15g，泽兰30g，水煎服。治疗多发散在静脉脉管炎。

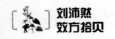
下肢静脉栓塞

都梁调扩汤：白芷20g，怀牛膝30g，忍冬藤30g，当归15g，黑元参60g，浮萍30g，浙贝12g，萆薢20g，赤芍15g，泽兰60g，水煎服。治疗下肢静脉栓塞。

脉管炎

细辛四厥煎：细辛60g（后入），附子20g（先煎），桂枝20g，卷柏30g，鹿衔草30g，王不留行20g，浮萍30g，荆芥15g，赤芍20g，僵蚕15g，蝉蜕12g，木贼20g，水煎服。治疗动脉栓塞性脉管炎。

胆囊术后大出血

人参汤柏叶散：红人参60g，阿胶20g，棕炭20g，侧柏炭15g，干姜6g，生艾叶15g，僵蚕15g，乌梅炭10g，五味子6g，麦冬15g，水煎口服或鼻饲。治十二指肠或胆囊术后大出血。

腰痛

熟地麻黄腻宣汤：熟地60g，麻黄6g，骨碎补15g，云故纸12g，当归20g，枸杞子20g，海桐皮12g，片姜黄12g，红花10g，桃仁12g，鹿角霜60g（先煎），水煎服。治疗腰痛。

脊髓空洞症

加减华池汤：怀牛膝30g，熟地60g，麦冬15g，附子3g，防风6g，五加皮12g，桑枝30g，伸筋草60g，骨碎补20g，薏苡仁30g，五味子10g，蜜黄芪120g，肉苁蓉40g，红花20g，白蕲蛇20g，水煎服。治疗脊髓空洞症，36剂后能骑自行车及上下楼。

妇科疾病

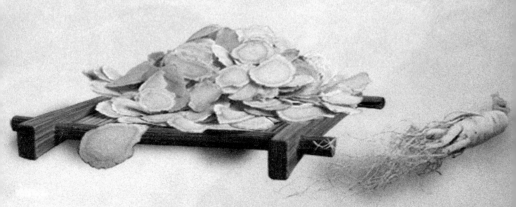

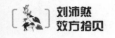
功能性子宫出血

槐花抑红汤：槐花炭20g，黄芪30g，附子3g，党参12g，艾叶炭15g，地龙20g，阿胶珠12g，生龙骨30g（先煎），骨碎补15g，升麻炭12g，赤石脂20g，酸枣仁20g，水煎服。治疗功能性子宫出血。

闭经

羊藿起经汤：淫羊藿90g，仙茅12g，当归20g，芜蔚子20g，米香附20g，苏叶10g，刘寄奴20g，苏方木15g，柏子仁20g，熟地20g，怀牛膝15g，卷柏20g，水煎服。治疗闭经。

血闭倒经

补命门汤：仙茅10g，淫羊藿30g，覆盆子30g，附子3g，焦栀子20g，柏子仁20g，熟地30g，泽兰20g，怀牛膝20g，海螵蛸20g，水煎服。治疗血闭倒经。

痛经

鹿衔育宫静痛汤：鹿衔草60g，茺蔚子20g，川羌活6g，片姜黄10g，当归20g，盐柏10g，盐茴香10g，肉桂6g，艾叶炭12g，藁本12g，骨碎补30g，五灵脂20g，水煎服。治疗痛经。

妇人冷气滞血刺痛小腹

威灵散（汤）：威灵仙20g，当归20g，没药10g，木香6g，桂心6g，水煎服。治妇人冷气滞血刺痛小腹。

行经腰腹痛或子宫发育不良

红花当归散：红花20g，当归20g，刘寄奴30g，白芷6g，紫葳20g，肉桂6g，怀牛膝20g，赤芍15g，苏赤木12g，水煎热酒调服。治妇女行经腰腹疼或子宫发育不良。

月经不调、不育症

马鞭草汤：马鞭草40g，红花20g，当归20g，川乌6g

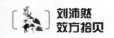

（炙），刘寄奴15g，白芷10g，紫葳20g，肉桂6g，高良姜10g，柴胡30g，鹿衔草60g，水煎服。治疗月经不调、不育症。

菽仁通经汤：菽仁20g，路路通6g，芦荟1g，桃仁12g，漏芦15g，桂枝12g，赤芍20g，刘寄奴30g，卷柏15g，泽兰30g，辛夷15g，槟榔12g，水蛭15g，水煎服。治疗月经不调。

月经逆行（倒经）

月月通经汤：月季花30g，红花20g，怀牛膝20g，狗脊15g，卷柏20g，紫石英40g（先煎），泽兰30g，天花粉30g，生蒲黄20g（包煎），贯众炭15g，仙茅6g，白薇15g，芦荟1.5g，辛夷30g，水煎服。治疗月经逆行（倒经）。

月经过多（血漏症）

血漏症经验方：没食子120g，打碎放锅内入水中，上面蒸大枣500g（劈开），每服10枚大枣，每日服3~6次。治疗心动过速及月经过多（血漏症）。

杜仲助肾汤：杜仲炭20g，山茱萸15g，怀山药30g，熟地炭20g，牛膝炭12g，肉苁蓉12g，楮实12g，狗脊15g，远志15g，石菖蒲10g，五味子10g，地龙15g，水煎服。治疗脾肾寒虚致成经血过多症。

月经过频（热漏）

黄柏禁涓汤：盐柏12g，黄芩10g，知母15g，当归20g，白芍20g，地龙20g，生地炭30g，桑寄生30g，丹皮炭12g，阿胶15g（烊化），生龙骨60g（包煎），生蒲黄20g（包煎），水煎服。治疗月经过频（热漏）。

功能性子宫出血

祛炎湿汤：地龙30g，明党参20g，党参20g，艾叶炭6g，侧柏炭12g，怀牛膝12g，葛根12g，阿胶15g（烊化），川断15g，桑寄生120g，水煎服。治疗功能性子宫出血。

固荣理经汤：黄芪60g，焦白术12g，怀山药20g，茯苓20g，龙骨30g（先煎），当归15g，阿胶珠15g，地龙20g，升麻6g，槐花12g，酸枣仁20g，杜仲12g，姜炭10g，桂枝10g，益母草炭20g，艾叶炭12g，桂圆肉30g，水煎服。治疗功能性子宫出血。

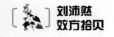
崩漏

治崩漏方：蚕沙炒炭，每服9g，每日服3次，黄酒送下。治崩漏。

经期综合征

莎草汤：米香附20g，桂枝12g，丹皮12g，泽兰30g，茯苓30g，桃仁12g，赤芍20g，五灵脂12g，桑寄生60g，刘寄奴20g，骨碎补20g，水煎服。治疗经期综合征。

闭经气痛带下

三棱丸：当归30g，川芎6g，怀牛膝20g，芫花6g（炒），莪术12g，生蒲黄60g（包煎），醋元胡15g，丹皮12g，干姜10g，莪蕳10g，白芷12g，地龙20g，大黄1g，水煎服。治闭经气痛带下。

经期颜红壮热

竹皮大丸：竹茹60g，地龙15g，生石膏90g（先煎），白薇20g，甘草15g，水煎服。治疗经期颜红壮热。

乳腺增生

消凝散结汤：花蕊石30～40g（先煎），钟乳石30g（先煎），红花20g，刘寄奴20g，三棱12g，丹皮15g，醋元胡12g，当归20g，桂心3g，赤芍15g，泽兰30g，五灵脂12g，陈皮60g，苏土鳖10g，水煎服。治疗乳腺增生。

银胡解郁汤：银柴胡30g，泽兰30g，柏子仁10g，赤芍20g，卷柏20g，白慈姑15g，青蒿30g，生蒲黄20g（包煎），五灵脂12g，水煎服。治乳腺增生。

融核汤：蜈蚣5条，全蝎12g，僵蚕15g，穿山甲10g，浙贝20g，土贝母20g，桃仁15g，芒硝20g（后入），海藻30g，木贼60g，陈皮60g，甘草20g，水煎服。治疗乳腺增生。

白蔹消疳汤：白蔹20g，金银花60g，苏叶20g，漏芦10g，陈皮30g，通草10g，瞿麦30g，木贼30g，水蛭10g，水煎服。治疗乳腺增生。

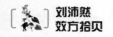

乳腺囊肿

二泽二丹饮：泽兰30g，泽泻20g，丹参30g，丹皮15g，赤芍20g，阿胶15g（烊化），恶实15g，白薇15g，姜皮15g，葛根30g，怀牛膝20g，桑螵蛸20g，水煎服。治疗乳腺囊肿。

急性乳腺炎

神效瓜蒌汤：大瓜蒌1个，白芷6g，玄参30g，升麻10g，归尾12g，桔梗20g，连翘30g，柴胡15g，青皮10g，天花粉20g，穿山甲6g，川芎6g，知母12g，木通10g，木鳖子仁2个，延胡索10g，水煎服。治疗急性乳腺炎。

乳腺炎

融腺汤：天花粉60g，僵蚕12g，夏枯草30g，赤芍20g，升麻6g，连翘30g，桔梗20g，陈皮30g，葛根10g，草河车20g，昆布12g，海藻15g，穿山甲15g，水煎服。治疗双乳腺增殖并乳腺炎。

青皮疏通汤：青皮30g，陈皮60g，甘草20g，海藻15g，白慈姑12g，枳实10g，三棱6g，天花粉20g，柴胡10g，葛根10g，昆布12g，僵蚕6g，水煎服。治乳腺炎。

乳漏

乌梅敛肺汤：乌梅炭12g，鹿角霜30g（先煎），黄芪30g，肉桂3g，葛根12g，益智仁6g，防风6g，生艾叶10g，水煎服。治乳漏。

漏乳（乳泣）

乳泣汤：生龙齿30g（先煎），生龙骨30g（先煎），五味子12g，巴戟天15g，鹿角霜30g（先煎），樗皮20g，生牡蛎60g（先煎），陈皮15g，半夏12g，肉桂3g，干姜3g，香附15g，大枣10枚，水煎服。治疗漏乳（乳泣）。

缺乳

角霜通乳汤：鹿角霜30g（先煎），当归20g，漏芦15g，生地30g，熟地30g，通草6g，王不留行10g，薄荷3g，生麦芽45g，白芍20g，莱菔子6g，红花3g，水煎服。治缺乳。

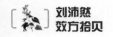
催乳方：黄药子、白药子、当归、川芎、黄芪、木瓜、通草、穿山甲、王不留行、白芷、青皮、赤芍、漏芦、浙贝各15g，水煎服。

阴户奇痒

阴户奇痒熏洗用方：蛇床子250g，荆芥60g，葱须20棵，明矾15g（后入），青盐6g（后入），花椒30g，艾叶120g，羌活60g，甘草20g，水煎熏洗。

经期前后阴痒

蛇床郁攸汤：蛇床子15g，升麻6g，柴胡20g，土茯苓30g，草薢30g，川黄连1g，焦栀子20g，黄芩12g，雷丸20g（打），薏苡仁90g，芜蔚子6g，蝉蜕15g，蔓荆子20g，白鲜皮10g，地肤子20g，水煎服。治经期前后阴痒。

带下病

胆草涤荡汤：龙胆草15g，生地30g，丹皮12g，川黄连1g，金银花60g，草薢30g，土茯苓30g，柴胡20g，凤眼草20g，桂枝

10g，茯苓20g，桃仁12g，大黄1g，水煎服。治疗带下病。

宫颈炎

宫颈炎外洗方：龙胆草60g，苦参200g，白果60g，熬水熏洗。治疗宫颈炎。

原发性不孕

育宫育孕汤：卷柏60g，木贼30g，鹿衔草30g，密蒙花15g，当归15g，米香附20g，没药15g，槟榔15g，辛夷20g，刘寄奴20g，穿山甲15g，赤芍15g，牛膝20g，水煎服。主治原发性不孕。

妇人阴蚀疮

妇人阴蚀疮方：土茯苓60g，生地15g，胡黄连1g，当归20g，焦栀子20g，丹皮10g，赤芍20g，香附12g，金银花20g，石菖蒲15g，远志10g，灯心草6g，水煎服。治妇人阴蚀疮。

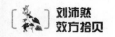

不孕症

育宫汤：米香附30g，辛夷20g，醋元胡20g，炙川乌6g，当归20g，刘寄奴20g，熟地30g，槟榔10g，肉桂10g，白芷12g，苏赤木20g，紫葳30g，水煎服。治疗不孕症。

子宫脱垂

橘核枳壳汤：橘核30g，枳壳60g，柴胡20g，黄芪20g，贡白术12g，陈皮10g，升麻炭10g，白人参6g，莲房30g，桑螵蛸30g，水煎服。治疗子宫脱垂。

正宣汤：血余炭15g，女贞子20g，覆盆子20g，淫羊藿15g，仙茅6g，石斛15g，杏仁2g，知母15g，枸杞子5g，菟丝子12g，熟地炭20g，水煎服。治疗子宫脱垂。

阴唇水肿

银杏止浊汤：白果12g，土茯苓30g，生地炭30g，草薢30g，川黄连6g，柴胡20g，焦栀子12g，木贼30g，苦参12g，凤眼草20g，水煎服。外用药（熏洗用）：白果30g，苦参20g，川椒10g，羌活12g，蛇床子30g，地肤子60g，葱根3根，川断15g，忍冬藤30g，熬水熏洗。治疗阴唇水肿。

老年黄带

薏苡伸筋汤：薏苡仁60g，葛根30g，当归20g，凤眼草15g，郁金炭15g，川黄连1g，生地15g，土茯苓30g，石菖蒲12g，萆薢30g，海桐皮20g，党参12g，水煎服。主治老年黄带。

宫颈糜烂

盐柏阴蚀汤：盐柏12g，当归20g，柴胡20g，生地炭30g，龟板12g，石菖蒲12g，川黄连3g，土茯苓30g，萆薢30g，桔梗12g，青蒿12g，薏苡仁30g，地骨皮15g，水煎服。治疗宫颈糜烂。

子宫发育不全

桂枝育宫汤：桂枝15g，官桂15g，辛夷30g，高良姜6g，胡卢巴20g（打碎），青皮10g，紫葳20g，茯苓20g，桃仁12g，赤芍20g，卷柏30g，当归20g，蕲蛇12g，水煎服。治疗子宫发育不全。

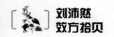
薇衔育宫汤：鹿衔草60g，炮姜3g，盐茴香10g，怀牛膝20g，茺蔚子20g，侧柏20g，附子6g，仙茅12g，辛夷20g，熟地30g，柏子12g，泽兰20g，卷柏20g，水煎服。治疗子宫发育不全。

吊阴痛不可忍

川楝汤：川楝子6g（生半炒半），猪苓20g，槟榔15g，泽泻20g，麻黄3g，木香10g，盐茴香6g，白术12g，乌药20g，延胡索15g，大茴香3g，葱根须寸许，鲜生姜20片，水煎服。治吊阴痛不可忍。

卵巢囊肿

灵脂没药煎：五灵脂20g，明没药20g，归尾20g，丹参30g，续断30g，三棱10g，文术10g，桃仁15g，赤芍30g，鳖甲20g，钟乳石60g（先煎），生麦芽20g，苏赤木20g，水煎服。主治卵巢囊肿。

滴虫性阴道炎

狼毒熏洗方：狼毒15g，雷丸15g（打碎），瞿麦60g，连翘

60g，苦参60g，天南星10g，芫花15g，大戟12g，蛇床子30g，鸭蛋子仁158g（？），熬水熏洗。治疗滴虫性阴道炎。

白塞病

加味炙甘草汤：炙甘草90g，党参30g，桂枝3g，甘松6g，桂心3g，天门冬15g，附子30g（先煎），生地炭20g，火麻仁12g，阿胶15g（烊化），天南星3g，白附子3g，大黄1g，僵蚕15g，淫羊藿30g（先煎），水煎服。治疗白塞病，服30剂溃面痊愈。

妊娠恶阻

远志平膈汤：远志15g，陈皮10g，茯苓20g，紫油厚朴10g，苏梗20g，米香附12g，酒白芍20g，贡白术10g，木香6g，竹茹20g，当归10g，石菖蒲30g，水煎服。治妊娠恶阻。

习惯性流产

补脾固胎汤：百合30g，菟丝子饼20g，黄芩10g，当归12g，地骨皮20g，川续断20g，骨碎补15g，贡白术10g，杜仲炭

12g，桑寄生60g，焦栀子10g，水煎服。主治习惯性流产。

木瓜养胎汤：木瓜30g，白芍20g，黄芩12g，党参12g，升麻炭6g，莲房炭15g，当归20g，荆芥穗10g，益智仁6g，苏梗20g，甘草20g，水煎服。主治习惯性流产。

寄生泰山汤：桑寄生60g，辛夷20g，当归20g，茺蔚子15g，蛇床子10g，官桂10g，熟地20g，莲房30g，益智仁10g，大花文蛤60g（先煎），水煎服。治疗习惯性流产。

保胎固胎

倭蒂丸：南瓜蒂120g，生黄芪60g，熟地60g，杜仲炭45g，茯苓30g，白术30g，艾叶炭10g，陈皮12g，丹皮10g，莲房炭60g，甘草15g，上药共研极细末，炼蜜为小丸，每服16g，每日服3次，用烧枣汤送下或白水送服。保胎固胎。

妇人转胞、乳痈

滑石加葱汤（《日华子本草》《太平圣惠方》治乳痈用滑石加葱汤）：滑石150g，葱根寸许3根，水煎服。并治妇人转胞。

产后尿潴留

益水气汤：益母草60g，茺蔚子20g，石韦60g，怀牛膝20g，苦参15g，商陆3g，水煎服。治疗产后尿潴留。

产后郁冒

抑阳扶阴汤：白薇20g，当归20g，党参15g，伸筋草30g，海螵蛸40g（先煎），桂枝10g，石菖蒲15g，水蛭15g，炙甘草30g，磁石粉60g（布包先煎），柴胡30g，水煎服。治疗产后郁冒。

截乳

截乳方：胡黄连6g，破故纸12g，肉豆蔻12g，川楝子6g，乳香10g，乌药12g，水煎服。

乳汁稀薄

鹿霜强液汤：鹿角霜30g（先煎），麻黄3g，熟地20g，白芥子1g，肉桂3g，忍冬藤20g，当归20g，骨碎补20g，青皮12g，王不留行30g，卷柏20g，白芷6g，水煎服。治疗乳汁稀薄。

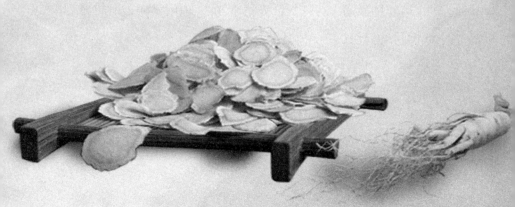

儿科疾病

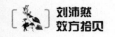
急性腮腺炎

止颐汤：山豆根10g，黄、白药子各3g，恶实20g，板蓝根10g，雷丸15g（打），赤芍20g，蝉蜕15g，大青叶12g，大黄1g，白薇15g（打），甘草3g，水煎服。主治急性腮腺炎。

小儿变态喘

小儿变态喘方：榧子15g，马兜铃15g，沙参12g，川楝子3g，光慈姑12g，皂角刺15g，苏子12g，白芥子3g，雷丸15g（打碎），使君子6g，夏枯草20g，水煎服。

气管炎、百日咳、婴儿咳

百部枯草汤：百部3g，夏枯草30g，白附子6g，前胡15g，麻黄6g，杏仁10g，枳实12g，橘红12g，川楝子6g，龙齿40g（先煎），生石膏30g（先煎），雷丸20g（打），怀牛膝12g，水煎服。治气管炎、百日咳及婴儿咳。

婴儿齁喘

百部定齁汤：百部3g，雷丸10g（打），蝉蜕15g，僵蚕12g，天南星3g，川贝3g，浙贝6g，苏子15g，杏仁6g，地龙12g，莱菔子12g，灯心草3g，水煎服。主治婴儿齁喘。

婴儿咳久治不愈

婴儿咳久治不愈方：苏叶30g，百部24g，党参30g，用梨250g绞汁煎药，随时服用。主治婴儿咳久治不愈。

百日咳

百部镇痉汤：百部15g，钩藤10g，五味子6g，天门冬12g，干姜3g，青果10g，灯心草4g，水煎服。

小儿急性肾炎

还魂汤：治小儿急性肾炎（水肿期），以还魂汤重加茅根，方例：麻黄3～6g，桂皮1～3g，杏仁3～6g，卷柏6～12g，蜜桑皮12g，紫菀6~12g，茅根120~500g，麦冬12g，煎汤温服。4~6小时1次。

小儿湿疹

海螵蛸散：海螵蛸30g，雄黄3g，白及15g，没食子10g，五倍子10g，冰片少许，为末，香油调上。治疗小儿湿疹。

小儿消化不良

小儿飨泄汤：羌活3g，蛇蜕炭3g，荆芥穗6g，片姜黄6g，蝉蜕20g，扁豆12g，泽泻30g，茯苓20g，水煎服。治疗小儿消化不良。

婴儿癫痫

癫痫丸：琥珀30g，淡菜6g，橘红20g，水蛭15g，白蕲蛇15g，辛夷10g，蝉蜕20g，蛇蜕炭15g，天竺黄15g，荆芥穗12g，川羌活12g，僵蚕20g，天南星6g，雄黄3g，片姜黄12g，大黄15g，上药为极细面，炼蜜为丸，小粒，每服20粒，每日服6次。治疗婴儿癫痫。

小儿银屑病

苍耳祛痒煎：炒苍耳子10g，炒苍术10g，薏仁20g，生牡蛎30g（先煎），白及10g，威灵仙6g，怀牛膝12g，葛根10g，海螵蛸30g（先煎），煅铁落40g（先煎），赤芍12g，雷丸15g（打碎），紫贝齿30g（先煎），水煎服。治疗小儿银屑病。

小儿口涎

小儿口涎方：天南星末30g，酒调外敷足心涌泉穴，每次12小时，2~4次愈。

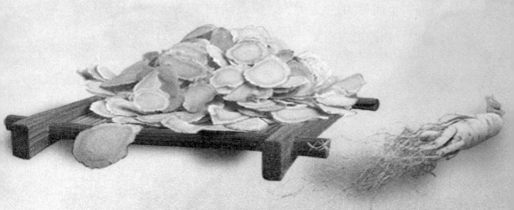

男科疾病

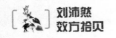
前列腺炎、前列腺肥大

蘽蕿汤：木通6g，皂角刺20g，王不留行30g，怀牛膝20g，大黄1g，泽兰30g，穿山甲6g，海藻20g，忍冬藤30g，苏赤木20g，石韦20g，马兜铃20g，荜澄茄6g，通草6g，水煎服。治疗前列腺炎、前列腺肥大。

菖蒲益阳益气汤：石菖蒲30g，五灵脂6g，生蒲黄30g（包煎），石韦12g，川楝炭3g，木贼30g，怀牛膝12g，僵蚕12g，水煎服。主治前列腺炎（过敏性紫癜）、溺血。

葵子散：冬葵子30g，车前子40g（包煎），血余炭6g，木通10g，白果12g，怀牛膝20g，石韦30g，瞿麦30g，桑白皮10g，焦栀子30g，赤茯苓20g，甘草6g，水煎服。治疗前列腺肥大。

鱼首石汤：煅鱼首石30g（包煎），桃仁12g，怀牛膝10g，穿山甲10g，海藻20g，刘寄奴15g，白果6g，萆薢20g，茯苓15g，生蒲黄20g（包煎），滑石60g（包煎），生甘草12g，水煎服。治疗前列腺炎。

前列腺肥大、尿潴留

地肤利腺汤：地肤子250g，葱茎6棵，熬汤外熏。内服地肤利腺汤：地肤子30g，地龙15g，海藻30g，红花15g，苏土鳖10g，怀牛膝20g，穿山甲6g，丝瓜络10g，石韦20g，天花粉20g，生蒲黄20g（包煎），苏赤木20g，水煎服。主治前列腺肥大、尿潴留。

附睾炎

海藻山甲通融汤：海藻20g，穿山甲6g，盐茴香6g，狗脊10g，川乌6g（炙），半夏20g，忍冬藤30g，川楝子6g，橘核20g，胡卢巴15g，米香附20g，桃仁15g，桂枝6g，归尾20g，水煎服。主治附睾炎。

枳壳排郁汤：枳壳30g，木瓜20g，川楝子3g，桑螵蛸20g，木通6g，威灵仙6g，瞿麦30g，焦栀子20g，灯心草3g，水煎服。治疗附睾炎。

慢性睾丸炎

寄奴健睾汤：刘寄奴30g，夏枯草30g，全蝎6g，僵蚕15g，桃仁20g，橘核20g，肉桂6g，枳实20g，草薢30g，威灵仙6g，荜澄茄6g，川椒目3g，水煎服。治疗慢性睾丸炎。

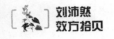

前列腺炎并阳痿

远志通窍汤：远志15g，附子20g，络石藤30g，五加皮15g，茯苓12g，狗脊30g，金樱子15g，王不留行30g，海藻20g，穿山甲10g，香薷15g，萆薢30g，橘核20g，水煎服。治前列腺炎并阳痿。

龟头炎

龟头裂汤：土茯苓60g，柴胡20g，凤眼草30g，胡黄连1g，焦栀子12g，石菖蒲12g，当归20g，穿山甲6g，苏土鳖10g，僵蚕20g，丹皮10g，金银花90g，水煎服。治疗龟头炎。

阳痿

起阳丸：阳起石60g（白酒煅淬），鹿衔草90g，海龙1支（白酒浸小时炭火烤黄），淫羊藿、巴戟天、枸杞子、补骨脂、菟丝子、肉苁蓉、肉桂各30g，附子60g，韭菜子60g，当归30g，熟地30g，炮姜30g，川乌20g，草乌20g，共为极细面，每服6g，每日服3次，白水送下。治疗阳痿，性功能低下。

磁石养精丸：磁石30g（先煎），蕤仁15g，骨碎补20g，枸杞子15g，鹿衔草12g，覆盆子30g，沙苑子15g，干姜6g，淫羊藿12g，韭菜子6g，肉桂3g，蜈蚣3条，蝉蜕（马明蜕）12g，水煎服。治疗阳痿。

仙茅辅阳汤：仙茅15g，淫羊藿30g，鹿衔草30g，盐黄柏6g，怀牛膝20g，五味子6g，肉桂3g，附子20g（先煎），覆盆子30g，女贞子15g，蜈蚣3条，水煎服。治阳痿。

性神经衰弱

草还丹：炒苍术120g，胡卢巴、破故纸、盐茴香、炙川乌、川楝子各30g，怀山药、穿山甲、地龙、茯苓、枸杞子、怀牛膝各10g，覆盆子6g，木香3g，为面，炼蜜为丸，6g重，每服2～3粒，每日服3次，白水送服。治性神经衰弱症。

睾丸下坠（吊阴痛）

睾丸下坠（吊阴痛）方：昆布20g，醋元胡12g，沙参20g，生艾叶10g，刘寄奴60g，枳实12g，厚朴12g，肉桂6g，荔枝核20g，当归20g，桑螵蛸15g，水煎服。治睾丸下坠（吊阴痛）。

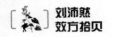

性功能亢进

铁落少情汤：煅铁落30g（先煎），磁石粉60g（先煎），生牡蛎60g（先煎），芒硝12g，木通6g，地龙20g，木贼30g，石斛12g，荷梗20g，焦栀子20g，盐柏6g，草薢60g，水煎服，治性功能亢进。

无精虫（或死精虫）

治无精虫（或死精虫）方：炙蜂房座90g，急性子45g（炒），韭菜子1000g（炒），补骨脂60g，仙茅45g，淫羊藿60g，鹿角霜60g，鹿衔草90g，橘核60g，穿山甲60g（炙），全蝎120g，川乌20g（炙），胡卢巴60g，白蒺藜90g，鱼鳔120g，吊脂1000g，共为极细面，炼蜜为丸，6g重，每服3～4粒，每日服3次。治无精虫（或死精虫）。

隐睾、无精虫症

乌龟头丸：乌龟头20个，鹿角霜60g，吊脂100g，全蝎120g，海马30g，蛤蚧4对。共为极细末，每服6g，黄酒送服，每日服3次。治疗隐睾，无精虫症。

死精虫

鱼鳔蛤蝎丸：全蝎120g，川楝子15g，盐茴香20g，鱼鳔30g，蛤蚧4对，鹿角胶60g，益智仁60g，杜仲60g，熟地100g，菟丝子60g，胡卢巴40g，穿山甲40g，远志30g，鹿衔草30g，巴戟天20g，沉香15g，狗脊20g，共为极细面，炼蜜为丸，6g重，每日服3次，黄酒送下。主治死精虫不育症。

精子畸形

跃精丸：穿山甲30g，骨碎补45g，全蝎120g，肉桂15g，阳起石40g（煅），杜仲炭60g，覆盆子30g，益智仁20g，胡卢巴30g，附子30g，海蛆30g，白芥子15g，川椒15g，明党参30g，巴戟天60g，上药为极细面，炼蜜为丸，6g重，每服3粒，每日服3次。治疗精子畸形不育症。

精子异常

九香虫丸：九香虫30g，鹿衔草30g，白蒺藜60g，肉桂

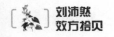
12g，川楝炭20g，橘核20g，荔枝核30g，狗脊20g，骨碎补30g，川椒炭10g，明党参60g，枸杞子30g，牛膝炭20g，盐茴香30g，益智仁60g，蜈蚣30条，全蝎120g，茯苓20g，共为细末，炼蜜为丸，6g重，每服3~6粒（缺日服几次）。治疗精子异常。

习惯性滑精

桑螵蛸煎：桑螵蛸20g，怀牛膝10g，炒苍术6g，盐柏6g，菟丝子30g，车前子20g（包），知母15g，木贼20g，水煎服。治习惯性滑精。

漏精（死精虫）

治漏精（死精虫）方1：金樱子100g，熬水煎下药。

方2：高良姜6g，红豆蔻12g，生龙骨30g（先煎），生牡蛎60g（先煎），木通3g，大茴香5个，石菖蒲20g，韭菜子10g（炒，打碎），山茱萸12g，炙甘草30g，水煎服。

龟头硬节

龟头硬节方：荷梗60g，通草10g，昆布20g，瞿麦30g，海藻15g，甘草12g，木通10g，木贼30g，忍冬藤30g，石韦20g，怀牛膝20g，穿山甲6g，水煎服。另用甘草、芒硝溶水洗。

遗精

治遗精方：韭菜子15g，龙骨60g（先煎），生牡蛎60g（先煎），木通3g，大茴香1个，石菖蒲20g，山茱萸20g，炙甘草20g，水煎服。

睾丸肿硬

五核煎：四花皮20g，橘核30g，胡卢巴15g，山楂核30g（炒），威灵仙6g，大黄3g，川楝子3g，川椒目6g，红花20g，骨碎补15g，瞿麦60g，海藻20g，穿山甲6g，荔枝核15g，水煎服。治疗睾丸肿硬。

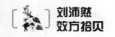

遗精淋浊

芡实杞樱丸：芡实、枸杞子、金樱子、山楂肉、石莲肉、莲须、熟地、白茯苓、当归（缺量），水煎服或为丸。治疗邪火淫动，遗精淋浊。

梦遗滑精

莲子心汤：莲子心30g，生酸枣仁90g，怀山药150g，芡实120g，水煎服。治梦遗滑精日日遗者。

血精

地锦汤：地锦60g（鲜者量加倍），车前子60g（包煎），旱莲草30g，郁金炭15g，灯心草3g，荆芥穗6g，茯苓15g，生牡蛎30g（先煎），生龙骨30g（先煎），蕤仁20g，焦栀子10g，水煎服。治疗血精。

房事后溺血

鹿角胶汤：鹿角胶60g（烊化），没药12g，血余炭20g，白茅根500g，水煎服。治房事后溺血。

皮肤科
疾病

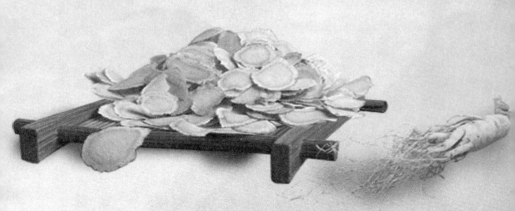

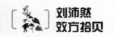

瘊子

润济丸：沙苑子60g，艾叶30g，桂枝20g，木贼40g，白蒺藜60g，鹿衔草60g，防风12g，阿胶20g（烊化），白芍30g，大黄3g，连翘60g，红花20g，槐花20g，猬皮30g（炒），共为极细面，炼蜜为丸（小丸），每服一酒盅，每日3服（或为汤剂）。治疗满脸瘊子、僵硬疙瘩（呈青铜色）。

扁平疣

谷精除障汤：谷精草30g，木鳖子仁12g，木贼30g，天南星6g，附子20g，骨碎补30g，蛇蜕12g，蝉蜕15g，密蒙花20g，椒目6g，僵蚕12g，松节15g，水煎服。治疗扁平疣。

遍体赘疣癣

南星半夏附子汤：天南星12g，半夏20g，附子10g，红花20g，紫草30g，苏叶20g，白及20g，肥玉竹30g，赤芍20g，白芍20g，怀牛膝20g，牡蛎60g，槐花20g，钟乳石30g（先煎），生石膏30g（先煎），海螵蛸30g（先煎），水煎服。治疗遍体赘疣癣（突出皮外如秕米饭征白屑很多）。

带状疱疹

丹皮抑血邪汤：丹皮20g，地骨皮60g，蚕沙30g，当归15g，红花15g，寒水石40g（先煎），怀牛膝20g，赤芍20g，大黄6g，生牡蛎40g（先煎），水煎服。治带状疱疹。另外用丹皮20g，雄黄6g，大黄6g，白及10g，紫草10g，冰片少许，为极细末，炼香油调上，外用也有很好疗效。

雄黄外用膏：雄黄30g，没食子30g，浙贝30g，冰片少许，大黄15g，为极细末，炼香油调上，治婴儿湿疹、带状疱疹等。

乳石散结汤：花蕊石40g（先煎），草河车30g，大黄3g，丹皮15g，寒水石40g（先煎），生石膏40g（先煎），钟乳石40g（先煎），知母20g，升麻12g，赤芍20g，紫花地丁30g，焦栀子20g，水煎服。治疗带状疱疹。

散血凉血汤：生地60g，丹皮20g，连翘60g，黄芩10g，生石膏30g（先煎），焦栀子15g，竹叶20g，赤芍15g，红花15g，丹参30g，甘草20g，地龙20g，水煎服。治疗带状疱疹。

紫草解热毒汤：紫草30g，丹皮20g，地骨皮30g，当归10g，生牡蛎30g（先煎），大黄6g，赤芍12g，白薇10g，知母20g，怀牛膝12g，水煎服。治疗带状疱疹。

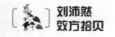

全身毛囊炎

血竭仙鹤汤：血竭花12g，仙鹤草60g，艾叶炭20g，羌活6g，赤芍15g，葛根30g，槐花15g，青皮12g，水蛭20g，生蒲黄30g（包煎），水煎服。治全身毛囊炎。

颈部毛囊炎

豆根毒解汤：山豆根20g，生牡蛎60g（先煎），桂枝12g，赤芍15g，大黄15g，山慈姑15g，漏芦12g，夏枯草20g，土茯苓30g，川芎6g，水煎服。主治颈部多发性毛囊炎。

鬎鬁（秃疮）

治头黏疮（鬎鬁）法：①柏枝汤（洗用）：柏树枝250g，白鲜皮30g，五味子30g，苦参60g，野菊花60g，川椒30g，射干30g，枯矾15g，熬水洗；②柏枝散（上用）：柏树枝20g，雄黄20g，盐柏15g，枯矾15g，苦参15g，川槿皮60g，五倍子12g，乳香10g，元明粉15g，白芥子6g，京墨20g，天南星12g，为面，香油炼后调上；③柏叶汤（内服）：柏叶20g，荆芥15g，防风6g，茯苓20g，枳壳15g，柴胡20g，前胡10g，川芎10g，野菊花60g，附子30g（先煎），炮姜3g，天南星6g，水煎服。

五倍子散：①五倍子15g，川贝30g，生半夏20g，生天南星15g，白芷20g，黄柏30g，苦参20g，雄黄15g，为细末，香油调上；②五倍子20g，露蜂房60g，苦参100g，大腹皮100g，荆芥穗30g，皂角刺30g，皂荚30g，洗头。治秃疮。

亚麻散：亚麻30g（打），黑芝麻20g，半枝莲20g，当归20g，麻黄6g，白芷6g，草河车30g，何首乌30g，白蒺藜20g，天南星6g，蛇蜕15g，蔓荆子20g，荆芥穗10g，水煎服。治疗黏疮。

外用药方：亚麻30g（炒），没食子20g，雄黄10g，白及20g，川黄连10g，儿茶30g，铜绿10g，生龙骨30g，五倍子15g，为极细面，香油调上。治疗黏疮。

川楝子膏：川楝子去核焙存性研极细末60g，用熟猪脂油（或凡士林）拌成糊状药膏拭患处，每日换1次。治疗秃疮。

秃疱（疮）硫黄散：石硫黄6g，雄黄6g，盐柏30g，生半夏6g，生天南星6g，五倍子10g，白芷100g，苦参20g，为细面，香油炼后调上（上药前，可用蜂房200g、白芷150g、苦参250g、腹皮200g、荆芥120g熬水洗头）。治疗秃疮。

治秃疮方：皂矾30g，小米30g（炒），食盐6g，共研，木火煅红（烟烬），细研，香油敷。

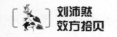
贝母膏（《证治准绳》治秃疮）：浙贝母30g，生半夏30g，天南星30g，五倍子20g，白芷20g，黄柏20g，苦参15g，虢丹6g，雄黄6g（研极细面），患处先以蜂房、白芷、苦参、大腹皮、荆芥各60g，煎汤洗，拭干即用蜜水调敷，一日一换。

黄水疮

没食荆防汤：没食子6g，荆芥12g，防风6g，草河车30g，露蜂房15g，茯苓15g，枳壳12g，柴胡30g，羌活6g，僵蚕15g，泽兰30g，山慈姑12g，水煎服。治黄水疮。

脓疱疹

升麻清气汤：升麻各15g（半生半炭），丹参30g，浮萍30g，羌活3g，雷丸20g（打），白附子6g，苦参15g，蕲蛇15g，白及12g，阿胶12g，蛇床子15g，钟乳石30g（先煎），野菊花15g，水煎服。治疗遍身大面积脓疱疹。

脚气感染、末梢神经炎

生牡蛎桂枝汤：生牡蛎60g（先煎），桂枝15g，附子3g，瓜蒌仁30g，大黄3g，炙甘草15g，水煎服。治疗脚气感染、末梢神经炎。

痔肿

痔疮三漏丸：余配制痔疮三漏丸（即穿屁漏、通肠漏、瓜藤漏）：螺蛳120g，蜗牛120g，蝉蜕30g，乳香15g，没药15g，萆薢20g，陈棕炭20g，杜仲20g，刺猬皮1个（煅），雷丸100g，猪蹄甲10个（煅），胡黄连30g。制法：共为极细面，后以黄蜡220g溶开，加麻油20匙，入药面拌匀为丸，梧桐子大，每服六七十丸，空腹白水下。

脓疱疮

祛风燥湿汤：白鲜皮20g，草河车30g，草决明20g，漏芦15g，荆芥12g，升麻10g，炒苍耳子6g，赤芍20g，胡黄连6g，米香附20g，炒苍术20g，白芷6g，柴胡3g，水煎服。治疗脓疱疮。

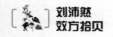
脚气

加减鸡鸣散：苏叶30g，吴茱萸10粒，桔梗12g，干姜6g，木瓜20g，橘红12g，威灵仙6g，天南星6g，炒苍术20g，水煎服。治疗脚气。

头癣

斑蝥白芷洗剂：斑蝥3个，白芷30g，木鳖子仁15g，海桐皮10g，土槿皮30g，马前子10g，细辛12g，酒泡后外用。此方对皮炎亦有效。

脚癣

洗脚癣方：白矾30g（后入），炒苍耳子60g，苦参100g，蛇床子200g，黄柏30g，熬后熏洗脚。

臭汗症

九香饮：藿香20g，佩兰15g，木香6g，香薷6g，炒苍术

6g，零陵香10g，白芷6g，檀香6g，草豆蔻20g，水煎服。治井
下作业臭气味（即臭汗症，脚臭、腋臭）。

鹅掌风

鹅掌风方：皂矾120g，白矾120g，儿茶15g，柏叶240g，熬
水后入矾熏洗手掌，后生桐油上，炭火烤干，7日7次即愈。

手癣

大苦参汤：苦参120g，磁石150g，生艾叶200g，当归20g，
白及30g，郁李仁30g，连翘60g，何首乌100g，芒硝60g，恶实
60g，透骨草120g，胆矾20g（后入），桦木皮500g，热水熏
洗，治疗手癣3次而愈。

紫白癜风

紫白癜风汤：紫草20g，川芎10g，荆芥穗12g，白蔹20g，
蝉蜕15g，黑豆衣60g，磁石粉60g（先煎），白蒺藜15g，炒苍
术12g，炒苍耳子6g，胡麻20g，苦参12g，威灵仙6g，白附子
12g，水煎服。治疗紫白癜风。

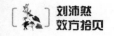
汗斑

雄黄散：雄黄10g，雌黄10g，石硫黄10g，枯矾10g，海浮石10g，密陀僧6g，蛇床子6g，水银粉6g，没食6g，共为极细末，棉签蘸药擦患处，治疗花斑癣（汗斑）。

红花白附煎：红花20g，丹参30g，白附子6g，赤芍20g，当归20g，白鲜皮15g，夏枯草30g，防风6g，苦参20g，荆芥穗12g，阿胶15g（烊化），白及12g，钟乳石60g（先煎），生石膏60g（先煎），磁石30g（先煎），蝉蜕20g，水煎服。治汗斑。

手癣（皲裂）

败酱忍冬汤：败酱30g，忍冬藤30g，肉苁蓉20g，阿胶15g（烊化），槐花30g，赤芍15g，杏仁12g，郁李仁12g，桃仁12g，葛根15g，五味子15g，瞿麦30g，白及12g，水煎服。治疗深度手癣（手皲裂症）。

疥疮

外敷治疥方：枫子肉120g，核桃仁120g，樟脑180g，水银

20g，人言10g，香粉30g，共为极细面，抹患处。又方：枫子仁24g，人言5g，雄黄15g，巴豆10g，硫黄3g，核桃3个，水银6g，樟脑3g，共捣为泥，抹患处。

严重手足湿疹、末梢神经炎

苍术煎：炒苍术20g，贡白术10g，附子20g，荆芥15g，防风6g，茯苓30g，柴胡30g，枳壳20g，羌活6g，川芎10g，白芷12g，天南星6g，甘草20g，僵蚕20g，水煎服。治疗严重手足湿疹、末梢神经炎。

湿毒疮（严重湿疹）

荆防败毒散：荆芥20g，防风6g，茯苓20g，枳壳12g，桔梗30g，柴胡20g，前胡15g，羌活6g，独活6g，川芎10g，苦参20g，僵蚕15g，胡麻20g，土茯苓30g，水煎服。治湿毒疮（严重湿疹）。

老年皮肤瘙痒症

鸡冠三石散：鸡冠花60g，白及20g，没食子1g，钟乳石

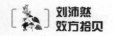
60g（先煎），生石膏40g（先煎），花蕊石40g（先煎），地肤子12g，雷丸12g（打），生牡蛎30g（先煎），丹参20g，苦参10g，党参10g，天南星6g，乌蛇12g，水煎服。治老年皮肤瘙痒症。

透明粟粒疱疹

漏芦消毒散：漏芦20g，焦栀子20g，羌活6g，荆芥穗10g，浙贝20g，吊脂15g，紫草20g，侧柏叶12g，艾叶炭10g，赤芍20g，两头尖12g（打碎），红花12g，水煎服。治疗皮肤透明粟粒疱疹。

过敏疹

麻黄散：麻黄20g，升麻20g，葛根20g，射干15g，鸡舌香10g，生石膏60g（先煎），甘草12g，吹嘴清水三升煮取一升，大人做一服。余按本方加牡蛎30g（先煎），田螺60g（先煎），阿胶15g（烊化），白及20g，苦参20g，水煎服。《备急千金要方》载治恶毒丹风疹，余治过敏疹效佳。

脱敏汤：萆薢40g，土茯苓30g，草河车20g，白慈姑20g，怀牛膝15g，白鲜皮10g，羌活6g，五加皮12g，茜草15g，生艾叶12g，大黄3g，蝉蜕20g，蚕沙30g（包煎），水煎服。主治过敏疹（性生活引起）。

地龙托陷汤：地龙20g，丹参30g，雷丸20g（打），苦参15g，海桐皮20g，鹤虱20g，天门冬20g，白及15g，茜草20g，赤芍15g，杏仁6g，僵蚕15g，蝉蜕20g，钟乳石60g（先煎），水煎服。治疗药物（安乃近）过敏疹。

龙齿纳气汤：生龙齿40g（先煎），生牡蛎60g（先煎），磁石粉60g（先煎），阿胶15g（烊化），丹参20g，鹤虱20g，蕤仁15g，蛇床子10g，当归炭20g，炒苍耳子6g，苦参20g，槐花30g，雷丸20g（打碎），茜草炭20g，水煎服。治疗皮肤凸出荨麻（过敏）疹。

没食除湿汤：没食子3g，赤芍20g，桂枝10g，柴胡30g，瞿麦60g，红小豆30g，当归20g，白及12g，蛇床子10g，海蛤粉60g（先煎），薤白20g，雷丸20g（打碎），苦参12g，水煎服。外用没食子120g，五倍子100g，地肤子250g，皂荚30g，熬水沐浴。

过敏性水肿、烘托疹

茺蔚番痧汤：茺蔚子20g，当归15g，连翘12g，麻黄12g，茜草15g，明没药10g，知母30g，羌活6g，海螵蛸30g，海蛤粉

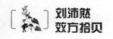

30g，白及10g，阿胶12g（烊），水煎服。治疗由脐至颈过敏性水肿，烘托疹。

肘膝关节疮

攻疬汤：草乌10g（炙），木鳖子仁15g（打碎蒸后轧去油），红花12g，木贼30g，葛根15g，桃仁12g，骨碎补12g，蚕沙30g，附子20g，肉桂6g，蛇蜕12g，蝉蜕12g，薏苡仁30g，柴胡20g，穿山甲6g，水煎服。治疗肘膝关节疮（人面糟疮）。

粟粒风瘙疹

七叶一枝花汤：蚤休30g，大黄6g，丹皮6g，焦栀子12g，连翘20g，黄芩15g，竹叶20g，穿山甲6g，红花20g，鸡冠花30g，钟乳石30g（先煎），僵蚕12g，柴胡20g，水煎服。治颜面红痤、遍身粟粒风瘙疹。

赤游丹疹（皮肤焮红肿痛）

乌扇升麻煎：射干20g，升麻12g，葛根30g，丁香3g，生石膏30g（先煎），生牡蛎60g（先煎），阿胶12g（烊化），丹皮

12g，白及12g，路路通6g，苦参6g，紫草12g，赤芍20g，水煎服。主治赤游丹疹（皮肤焮红肿痛）。

烘托疹

土木鳖槐花汤：土木鳖仁15g，生石膏60g，槐花30g，阿胶20g（烊化），白及20g，茜草15g，雷丸15g（打），榧子20g，丹参30g，金银花60g，海螵蛸30g（先煎），水煎服。治遍身烘托疹则成檩凸起，诸药不效者。

含水抑疹煎：含水石60g，白及20g，生石膏60g（先煎），阿胶20g（烊化），雷丸20g，黑元参15g，肥玉竹20g，红花15g，苦参20g，赤芍10g，金银花12g，僵蚕20g，大黄1g，水煎服。治疗烘托疹。

榧子汤：榧子15g，瞿麦30g，血竭花6g（为面冲服），雷丸10g（打），使君子6g，生龙骨30g（先煎），生龙齿30g（先煎），生艾叶6g，侧柏叶12g，干姜3g，怀牛膝12g，苦参6g，浮萍30g，白薇12g，白蔹15g，水煎服。治疗大面积皮肤烘托疹（变态疹）。

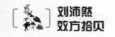

荨麻疹

葛根附子汤： 葛根20g，附子20g（先煎），钟乳石60g（先煎），生石膏30g（先煎），生牡蛎20g（先煎），侧柏炭10g，生龙齿30g（先煎），白及15g，荆芥穗6g，雷丸20g，僵蚕12g，泽兰30g，生蒲黄20g（包煎），水煎服。主治荨麻疹（遇风冷则出）。

丹参饮： 丹参30g，党参10g，苦参10g，防风6g，雷丸30g，怀牛膝20g，白附子6g，白花蛇15g，水煎服。治疗荨麻疹。

红兰花汤： 红花20g，骨碎补15g，当归12g，柴胡30g，天花粉15g，桃仁12g，丹参15g，雷丸20g（打），苦参12g，白附子6g，荆芥穗12g，生牡蛎30g（先煎），水煎服。治疗荨麻疹。

荨麻疹、哮喘

莱菔百部煎： 莱菔子30g，百部3g，夏枯草30g，雷丸20g（打碎），苦参6g，蝉蜕12g，草薢20g，浮萍15g，土茯苓20g，茯苓15g，鹤虱20g，钟乳石40g（先煎），生石膏60g（先煎），全蝎3g，甘草20g，水煎服。主治外出荨麻疹，内则哮喘。

严重阴部瘙痒症

苦参熏洗方：苦参120g，苏叶60g，羌活12g，荆芥穗20g，薤白60g，川椒30g，炒苍术30g，白果20g，穿山甲6g，熬水熏洗。治疗严重阴部瘙痒症。

湿疹

蔓荆苍术汤：蔓荆子20g，米香附20g，附子6g，炒苍术20g，海桐皮30g，羌活6g，防风6g，桂枝10g，藁本12g，半夏15g，茯苓15g，陈皮10g，僵蚕12g，藿香15g，水煎服。治疗湿疹。

天疱疮

白附燥血汤：白附子10g，天南星10g，附子20g，肉桂10g，荆芥15g，防风10g，茯苓20g，枳壳15g，柴胡30g，羌活6g，地龙12g，川芎6g，桂枝10g，水煎服。慢性良性家族性天疱疮（全身湿疹样变），20剂痊愈。

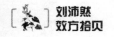

囊湿

草乌胜湿汤：草乌10g（炙），川乌6g（炙），附子30g，生龙骨30g（先煎），炒苍术20g，盐柏10g，蜜黄芪15g，莲房30g，半夏12g，川椒炭6g，僵蚕20g，水煎服。治疗严重囊湿。

风瘙疹

蝉蜕脱疹汤：蝉蜕30g，羌活6g，磁石粉40g（包好先煎），防风6g，荆芥15g，丹参60g，薤白15g，茯苓20g，柴胡20g，前胡20g，陈皮10g，枳壳12g，苦参20g，红花20g，水煎服。治疗遍身成粟粒风瘙疹。

疔疮及荨麻疹

还魂散：穿山甲12g，知母30g，浙贝20g，土贝母30g，白及15g，半夏15g，天花粉20g，皂角刺12g，金银花90g，乳香3g，水酒各半煎服。治疗疔疮及荨麻疹。

过敏性药疹

龙骨弭血汤：生龙骨60g（先煎），磁石粉40g（先煎），丹皮6g，郁金10g，莲房20g，柴胡20g，蔓荆子15g，怀牛膝20g，生牡蛎（先煎）（缺量），泽泻30g，浮萍20g，红花12g，水煎服。治疗过敏性药疹。

剥脱性皮炎（苯妥英钠过敏）

赤芍三参饮：赤芍30g，苦参15g，丹参30g，黑元参60g，丹皮10g，蚕沙30g，雷丸30g（打），大黄1g，蝉蜕15g，地骨皮30g，寒水石20g（先煎），焦栀子20g，水煎服。治疗剥脱性皮炎（苯妥英钠过敏）。

地骨皮汤：地骨皮90g，蚕沙30g（包煎），青蒿20g，红花20g，当归20g，赤芍15g，葛根15g，桔梗15g，龙胆草3g，白薇20g，蝉蜕20g，甘草20g，水煎服。治疗剥脱性皮炎。

过敏性紫癜

忍冬不凋汤：金银花炭60g，肥玉竹20g，薏仁15g，钟乳石

60g（先煎），生牡蛎60g（先煎），海螵蛸30g（先煎），茜草炭10g，槐花炭12g，乌梅炭6g，当归炭15g，生地炭20g，水煎服。治疗过敏性紫癜。

白芍敛阴汤：白芍30g，桂枝10g，地骨皮20g，丹皮炭12g，当归炭15g，远志10g，生龙齿30g（先煎），紫石英30g（先煎），白及10g，生地炭20g，连翘炭30g，侧柏炭6g，水煎服。治过敏性紫癜。

行经期荨麻疹

方木汤：苏方木20g，泽兰30g，合欢花15g，炒苍术6g，海桐皮15g，当归12g，泽泻30g，王不留行30g，阿胶10g（烊化），赤芍20g，羌活3g，水煎服。治疗行经期间荨麻疹。

风疹

牡蛎敛卫汤：生牡蛎60g（先煎），泽兰20g，怀牛膝12g，鹿衔草20g，赤芍20g，当归12g，葛根15g，大黄1g，阿胶12g（烊化），龟胶15g（烊化），白及15g，槐花12g，白薇12g，丹参30g，水煎服。主治遍身图样风疹。

赭石敛收汤：代赭石60g，磁石60g，白及6g，钟乳石30g，生牡蛎40g（石性皆先煎），僵蚕12g，泽兰20g，柴胡20g，当归12g，怀牛膝15g，天南星3g，紫贝齿40g（先煎），蝉蜕12g，水煎服。（御药院方）治风疹痛痒，变态疹（食物性）。

顽固性荨麻疹

铝乳睇降汤：钟乳石60g，生石膏60g，茜草15g，生牡蛎30g，天门冬12g，白及60g，雷丸20g（打），丹参30g，苦参12g，天南星3g，海螵蛸30g，赤石脂15g，水煎服。治疗顽固性荨麻疹（石性药先煎30分钟）。

鹤虱脱敏汤：鹤虱30g，鸡冠花30g，荆芥穗10g，雷丸12g（打碎），金银花30g，地榆炭15g，苦参12g，白附子6g，丹参30g，赤芍20g，生石膏60g（先煎），白及10g，寒水石30g（先煎），水煎服。治疗顽固性荨麻疹。

皮肤过敏

石膏达经汤：生石膏60g（先煎），鹅管石60g（先煎），雷丸30g，薏苡仁30g，生地炭30g，干姜1g，海藻20g，穿山甲10g，附子10g，焦栀子15g，荆芥穗12g，当归20g，海螵蛸30g，茜草15g，钟乳石30g（先煎），水煎服，治疗皮肤过敏。

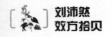
划痕症

云母汗敛汤：云母30g（先煎），白及15g，紫石英30g（先煎），寒水石20g（先煎），生石膏60g（先煎），钟乳石20g（先煎），阿胶15g（后入），雷丸12g，黑元参12g，肥玉竹20g，天门冬12g，丹参15g，苦参12g，金银花炭15g，赤芍15g，水煎服。治疗触则掀起烘托凸疹。

玄精御冷汤：玄精石60g（先煎），木贼30g，茜草15g，密蒙花20g，红花30g，生石膏60g（先煎），钟乳石30g（先煎），生石决60g（先煎），滑石60g（包煎），赤石脂20g，五灵脂15g，生牡蛎30g（先煎），白及15g，水煎服。治疗划痕过敏症。

肠原性发绀症

赤芍汤：赤芍60g，桂枝6g，乌药6g，茜草15g，蝉蜕20g，桃仁10g，乌梅1个，红花15g，水煎服。治肠原性发绀症。

药物过敏疹

防风散邪汤：防风10g，羌活6g，升麻10g，猪苓20g，泽泻

20g，荆芥15g，厚朴20g，僵蚕12g，藿香10g，佩兰15g，泽兰30g，水煎服。治疗药物（可的松）过敏疹。

成团形水肿疹

白及凝溢汤：白及40g，桃仁10g，阿胶15g，赤芍20g，当归20g，雷丸30g（打碎），苦参20g，丹参30g，白附子6g，芥穗10g，怀牛膝20g，海螵蛸20g，五味子10g，钟乳石60g，水煎服。治大面积成团形水肿疹。

广泛性溃破性皮疹或去痛片过敏疹

葳蕤仁汤：葳蕤仁40g，雷丸30g（打碎），萆薢30g，土茯苓20g，猪苓20g，茯苓20g，骨碎补15g，白及20g，阿胶15g（烊化），龟板15g，白芍20g，丹皮15g，水煎服。治疗广泛性溃破性皮疹（浸淫疮），或去痛片过敏疹。

恶风而致荨麻疹

藿香御邪饮：藿香20g，白及30g，石菖蒲12g，苏叶12g，防风6g，陈皮12g，白芍120g（？），贡白术10g，桂枝10g，生牡蛎30g（先煎），龙齿20g（先煎），红花15g，柴胡20g，水煎服。治疗恶风而致荨麻疹。

药物（安乃近）过敏

泽兰脱敏汤：泽兰30g，羌活10g，防风10g，苦参12g，荆芥穗15g，桃仁12g，杏仁6g，丹参30g，刘寄奴15g，赤芍30g，生牡蛎30g（先煎），白慈姑20g，桂枝6g，水煎服。治疗药物（安乃近）过敏。

头皮瘙痒疹

白鲜皮汤：白鲜皮20g，荆芥穗10g，海桐皮20g，野菊花30g，羌活6g，藁本10g，米香附20g，川芎10g，蔓荆子20g，升麻6g，葛根20g，炒苍术20g，蝉蜕15g，炒苍耳子6g，水煎服。治头皮瘙痒疹。

手足严重皲裂

当归润荣汤：当归20g，桃仁15g，生艾叶15g，柏叶20g，柏子仁20g，红花12g，杏仁6g，云故纸20g，郁李仁6g，秦艽

10g，防风6g，水煎服。治手足严重皲裂。

遍体银屑病

补阴濡血煎：鳖甲15g，龟板15g，肥玉竹30g，白芍15g，五味子10g，怀牛膝12g，生牡蛎30g（先煎），柏子仁20g，鹿衔草30g，槐花12g，阿胶12g（烊化），熟地30g，蕲蛇15g，乌蛇20g，水煎服。治疗遍体银屑病。

遍体玫瑰疹

白黑肤子汤：白鲜皮10g，地肤子20g，苦参6g，荆芥穗12g，川芎6g，赤芍20g，穿山甲6g，桃仁12g，黑芝麻20g，桑叶20g，藁本12g，半枝莲20g，炒苍耳子6g，白蒺藜12g，水煎服。治遍身玫瑰疹。

遍体脓疱性皮炎

荆防败毒汤：重加土贝母。土贝母30g，附子20g（先煎），荆芥15g，防风6g，茯苓30g，柴胡20g，前胡12g，羌活6g，草河车20g，远志10g，红花10g，生牡蛎60g（先煎），钟

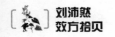

乳石60g（先煎），水煎服。治遍体脓疮性皮炎。

神经性皮炎、银屑病

治神经性皮炎、银屑病方：白芷120g，红花100g，川椒60g，破故纸60g，海桐皮30g，大枫子仁20g（打），生半夏20g，生川乌20g，斑蝥10个，酒浸，7日后擦用。治神经性皮炎、银屑病效果显著。

系统性红斑狼疮

疏风清热饮：皂角刺20g，苦参20g，全蝎6g，皂荚3g，防风15g，荆芥穗12g，金银花90g，蝉蜕20g，加酒一盅，葱寸许，水煎服。《医宗金鉴》载治面上风癣。

治系统性红斑狼疮亦恒用之。选用皂角刺1500g，烧灰为末，食后煎大黄汤调服。疮面溃疡服之难愈。

阴囊湿疹

治阴囊湿疹方：棉籽250g（打），樟脑球1/4颗，加水3000～4000mL，久熬成红色，待少温擦、熏、洗，每日6～10次。

结节性红斑

水蛭消积饮：水蛭15g，苦参20g，丹参30g，枳实20g，当归20g，两头尖20g（打），丹皮15g，赤芍30g，红花20g，羌活6g，海桐皮30g，生艾叶15g，地龙15g，水煎服。治疗结节性红斑。

多形渗出性红斑

东垣保元汤加味：黄芪30g，党参12g，当归20g，钟乳石60g（先煎），花蕊石60g（先煎），海螵蛸30g（先煎），鹿角霜30g（先煎），茜草15g，生艾叶6g，附子12g，蝉蜕20g，酸枣仁20g，柴胡15g，肉桂3g，甘草10g，鲜生姜10片，葱白33cm，水煎服。

牛皮癣

治牛皮癣方1：炙蜂房座60g，钟乳石60g（打，先煎），雷丸40g（打），海桐皮20g，白鲜皮20g，苦参40g，胡麻20g，白及60g，地龙15g，水蛭15g，生艾叶12g，当归15g，紫葳

20g，蛇床子15g，丹参30g，何首乌40g，水煎服。饮量宜大。

治牛皮癣方2：芒硝1000g，甘草1000g，苦参500g，金银花500g，红花500g，何首乌500g，生艾叶500g，熬水洗泡，4次痊愈，洗后用饱和硫黄溶液与凡士林为膏涂用。

马鞭鹿蛇汤：马鞭草30g，鹿衔草20g，乌蛇30g，蛇床子20g，丹参30g，苦参10g，雷丸20g（打碎），白附子6g，乌梅3g，红花20g，紫草10g，野菊花20g，泽兰30g，白及20g，地龙20g，吊脂10g，水煎服。治疗牛皮癣。

半边两头汤：半边莲30g，半枝莲30g，两头尖20g，鸡冠花30g，槐花20g，丹参30g，地榆炭20g，茜草15g，海螵蛸30g，怀牛膝20g，蝉蜕15g，猬皮炭15g，水煎服。治疗牛皮癣（伴结节性红斑）。

红斑结节

二紫汤：草河车30g（打），紫草24g，槐花15g，山慈姑12g，赤芍24g，怀牛膝12g，桂枝6g，全蝎3g，红花15g，水蛭6g，泽兰24g，木鳖子仁12g（打碎蒸后轧去油），木贼60g，贯众30g，生艾叶6g，水煎服。主治皮下广泛性红斑结节。

银屑病

蒲黄泽兰汤：生蒲黄30g（包煎），泽兰30g，雷丸20g，苦参12g，紫草12g，生艾叶20g，白及30g，肥玉竹30g，怀牛膝20g，槐花20g，生牡蛎60g（先煎），地龙20g，钟乳石30g（先煎），海螵蛸20g（先煎），水煎服。治疗全身银屑病（瘙痒之感）。

猬蜂鹿狗山甲汤：猬皮15g（剪细微炒），露蜂房15g，鹿衔草20g，白鲜皮20g，枳实24g，银柴胡30g，天花粉12g，穿山甲6g，紫草15g，草河车30g，丹皮12g，蔓荆子12g，荆芥穗12g，羌活6g，白蒺藜20g，䗪虫20g，丹参30g，乌蛇15g，水煎服。治疗严重银屑病。

痤疮

祛痤汤：连翘60g，大黄1g，芦荟1g，瞿麦30g，黄芩10g，荷梗20g，白薇20g，野菊花20g，生石膏60g（先煎），焦栀子20g，黑元参30g，蚕沙30g，水煎服。治疗痤疮。

四石汤：钟乳石60g，寒水石30g，生石膏30g，滑石30g，生牡蛎20g，丹皮15g，焦栀子15g，大黄1g，连翘20g，黄芩

6g，地骨皮30g，野菊花20g，生甘草15g（石性药宜先煎30分钟），水煎服。治疗痤疮。

酒渣鼻

疏风散：白蒺藜（炒）10g，防风10g，荆芥10g，黄芩10g，当归10g，赤芍10g，薄荷10g，灯心草10g，甘草10g，水煎服。《沈氏尊生》载治酒渣鼻。

首乌黑白汤：何首乌30g，防风6g，黑豆150g，荆芥穗20g，地骨皮30g，桑白皮20g，天仙藤20g，苦参15g，凌霄花20g，焦栀子15g，水煎服。治酒渣鼻子，连服20剂，每饭前后饮一碗白开水。

面部皮肤病

玉容丸：甘松、山柰、细辛、白芷、白蔹、白及、防风、荆芥、僵蚕、山栀、藁本、天麻、羌活、独活、密陀僧、枯矾、檀香、川椒、菊花各30g，枣肉7个，共为极细面，肥皂500g，共捣为丸，加蜜30g，或其他香料，每次洗脸当作肥皂洗涤。治面部皮肤病。

白癜风

擦白癜风方：密陀僧15g，石雄黄15g，蛇床子30g，硫黄30g，雄黄30g，轻粉3g，为极细面，醋调擦患处。

鸡冠花汤：鸡冠花30g，炒苍术10g，威灵仙6g，天南星6g，野菊花30g，薏仁15g，茺蔚子20g，蝉蜕20g，荆芥穗10g，茜草12g，僵蚕20g，黑豆衣120g，磁石120g（布包），熬水煎上药（不明），饮量宜重。治白癜风。

加味失笑散：生蒲黄20g（先煎），五灵脂15g，丹参30g，桃仁15g，红花20g，赤白芍15g，米香附15g，荆芥10g，防风12g，蝉蜕12g，柴胡30g，野菊花30g，水煎服。治疗白癜风。

乌金煎：黑豆衣120~180g，羌活6~12g，独活12g，荆芥12g，加蜂蜜30g，酒少许为引。用法：于原方加灵磁石90~150g（打碎），同黑豆衣先煎汤，再煎药。方剂加减。

落苏癜风丸方1：茄秧500g，炒苍耳子500g，地龙250g，紫草500g，蛇床子500g，生地500g，桦木细皮5000g，磁石粉5000g，黑豆5000g，上药洗净，用大锅反复煎3次（每煎60~120分钟），将3次药汁集中，单熬药液成浸膏，烘干再兑下药面。

落苏癜风丸方2：地龙30g，水蛭30g，天南星60g，白附子

60g，附子120g，白蔹100g，蛇蜕炭60g，蝉蜕60g，僵蚕100g，升麻60g，苦参60g，功劳叶100g，白蕲蛇60g，细辛100g，凌霄花100g，威灵仙30g，皂角刺150g，蜥蜴150条，二方共为细面，蜜炼为丸，6g重，每服3粒，每日服3次，白水送下。专门治疗白癜风。

脱发

石英宁神汤：紫石英60g（先煎），白石英60g（先煎），肉桂10g，桂枝10g，合欢花30g，浮萍30g，僵蚕15g，蕤仁20g，胡桃3个（烧后打碎煎），水煎服。治因惊脱发。

草还丹：炒苍术20g，胡卢巴6g，破故纸6g，覆盆子6g，炒茴香6g，川乌6g（炒），川楝子6g，木香3g，怀山药20g，穿山甲6g，地龙20g，茯苓12g，枸杞子20g，怀牛膝20g，水煎服。治疗严重脱发（前顶额及耳上部）。

蜀椒乌须汤：蜀椒10g，当归20g，骨碎补20g，蚕沙60g（包煎），赤芍20g，桂枝12g，木通6g，浙贝12g，浮萍30g，黄芪60g，薤白20g，甘草20g（炙），天南星6g，荆芥穗12g，附子20g，水煎服。治疗脱发。

润资生发饮：蕤仁30g，桂枝10g，白芍15g，生牡蛎30g（先煎），生龙骨30g（先煎），大黄6g，黄芩12g，桃仁12g，杏仁6g，生地黄30g，水蛭10g，䗪虫10g，野菊花30g，荆芥穗6g，甘草20g，水煎服。治脱发。

斑秃

藁本消风汤：藁本10g，羌活6g，僵蚕20g，骨碎补40g，密蒙花10g，防风6g，川芎6g，桂枝12g，蝉蜕12g，狗脊15g，炒苍耳子6g，菟丝子20g，野菊花60g，水煎服。治斑秃。

五味瞿麦化燥汤：五味子20g，瞿麦30g，秦艽20g，生地15g，槐花30g，天门冬20g，天花粉15g，葛根15g，何首乌30g，菟丝子60g，骨碎补20g，枸杞子12g，当归20g，水煎服。主治斑秃。

全秃

蒺藜益精汤：白蒺藜30g，赤芍20g，炒苍耳子12g，野菊花60g，葛根20g，藁本10g，蔓荆20g，辛夷12g，胡麻30g，郁李仁6g，云故纸20g，覆盆子20g，旱莲草30g，黑芝麻30g，水煎服。治疗全秃（只剩外围一环）。

大黄䗪虫丸：大黄1g，黄芩10g，桃仁12g，杏仁10g，赤芍20g，生地黄30g，干漆6g（炒），水蛭15g，䗪虫12g，当归

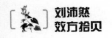

20g，僵蚕20g，蝉蜕15g，白蒺藜20g，甘草30g，水煎服。治全秃（眉毛全脱）。

面黑䵟及脱色

玉容汤：僵蚕20g，夜明沙60g（包煎），两头尖15g（打），木贼40g，泽兰30g，野菊花30g，辛夷15g，皂角刺15g，桃仁15g，水蛭10g，水煎服。一般20～40剂而愈。治面黑䵟及脱色。

眼面青铜色如蚁行

银胡汤：银柴胡30g，白輆20g（？），鹿衔草20g，苦参10g，全蝎3g，皂角刺15g，防风6g，荆芥穗10g，蝉蜕15g，瞿麦30g，水煎服。治颜面青铜色，如蚁行。

紫癜、黑癜

木鳖子汤：木鳖子仁12g，红花15g，木贼草30g，葛根12g，骨碎补20g，蚕沙30g（包煎），附子10g，肉桂1g，蝉蜕12g，薏苡仁30g，柴胡20g，白及30g，钟乳石60g（先煎）。主治紫癜、黑癜。

满脸黑暗硬结节

刚柔滋润汤：草河车30g，生艾叶15g，木贼40g，桂枝6g，白芍20g，干姜10g，瞿麦30g，白慈姑30g，红花20g，焦栀子20g，大黄1g，地龙20g，连翘60g，水煎服。主治满脸黑暗硬结节。

雀斑

土木鳖仁汤：土木鳖仁12g，生地60g，桃仁10g，红花20g，当归20g，葛根30g，赤芍12g，柴胡20g，怀牛膝10g，桔梗12g，木贼60g，水煎服。主治满脸雀斑。

夜明蜕斑汤：夜明沙60g（包煎），明没药12g，蝉蜕12g，白薇20g，葛根12g，木贼40g，桃仁12g，杏仁6g，蕤仁20g，炒苍耳子6g，木鳖子仁6g，水煎服。治疗雀斑。

发不生

苣胜丹：苣胜子60g（打），当归60g，生干地黄各30g，赤芍20g，白芍30g，黑豆60g，水煎服。治发不生。张渔（涣）方。

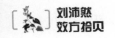

面部黧黑

容颜汤：黑芝麻30g（打），荆芥穗10g，木贼30g，夜明沙60g（包煎），天南星6g，蝉蜕12g，干姜3g，桂枝12g，赤芍15g，白蒺藜15g，苍耳3g（炒），白蔹20g，白鲜皮12g，川芎3g，水煎服。治疗颜面如熏黑或黧（黧）黑。

脂溢性脱发

合欢忘忧煎：合欢花60g，夏枯草30g，五灵脂20g，夜明沙30g（包煎），血竭花6g（为面冲服），白蒺藜30g，何首乌30g，当归20g，密蒙花20g，煅铁落40g（先煎），白芥子6g，野菊花30g，水煎服。治疗脂溢性脱发。

颜面黑变病

治颜面黑变病方：侧柏叶20g，生艾叶15g，瞿麦30g，炒苍术6g，菊花6g，威灵仙6g，僵蚕20g，苦参10g，夜明沙30g（包煎），木贼30g，水煎服。

夜明容颜汤：夜明沙40g（包煎），木贼30g，生艾叶15g，辛夷20g，野菊花20g，蝉蜕10g，藁本6g，青葙子12g，僵蚕15g，侧柏叶10g，苦参6g，合欢花30g，水煎服。治颜面黑变病。

皮肤角化症

空心煎：木贼30g，木通15g，忍冬藤30g，荷梗20g，水蛭20g，红花20g，地龙15g，通草10g，野菊花30g，白附子6g，天南星6g，僵蚕10g，蝉蜕15g，水煎服。治疗颜面硬尖皮肤角化症。

硬皮病

葳蕤资皮汤：蕤仁30g，露蜂房20g，红花15g，当归30g，防风6g，肥玉竹60g，鹿衔草30g，桃仁10g，杏仁10g，菟丝子20g，云故纸20g，乌蛇6g，水煎服。治疗硬皮病。

皮肤索泽（皮肤粗糙干枯）

防风当归饮：防风5g，当归30g，柴胡20g，党参15g，黄芩6g，赤芍20g，甘草20g，滑石60g，水煎服。《保命集》载治烦热、风热、燥热、湿热、皮肤索泽者。

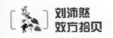

两臀紫癜丹彤疹

蚕沙解肿汤：蚕沙30g，川黄连1g，生石膏60g（先煎），丹皮20g，大黄3g，黄芩10g，盐柏10g，钟乳石60g（先煎），地骨皮60g，生甘草20g，水煎服。治疗两臀紫癜丹彤疹。

皮脂瘤

舒肝溃坚汤：蚕沙60g（包煎），夏枯草200g，香附20g，石决明40g（先煎），当归12g，赤芍20g，陈皮10g，柴胡20g，穿山甲6g，川芎6g，红花15g，木贼30g，木鳖子仁10g，甘草10g，水煎服。《医宗金鉴》舒肝溃坚汤治筋瘰（余治多发性皮脂瘤）。

急性血紫质病

半夏二龙汤：半夏20g，川黄连1g，黄芩10g，水蛭20g，地龙20g，干姜3g，党参12g，枳实20g，吴茱萸10粒，水煎服。主治急性血紫质病。

变应性血管炎

人参固肌汤：人参10g，党参10g，当归12g，桂心3g，炙甘草10g，黄芪60g，白术10g，酸枣仁12g，金银花30g，连翘20g，荆芥穗10g，防风10g，白芷6g，柴胡15g，川羌活6g，鹿角霜30g（先煎），附子20g（先煎），水煎服。

五官科疾病

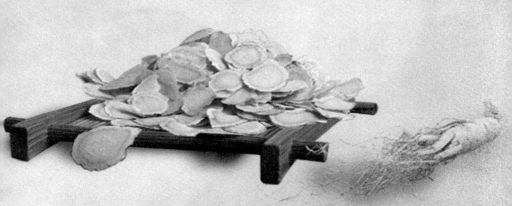

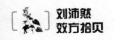

眼病

攫翳汤：谷精草20g，生地20g，炒蒺藜15g，酒大黄6g，五灵脂12g，白菊花30g，木贼草60g，生石决明60g（先煎），赤芩12g，蝉蜕20g，蛇蜕10g，没药60g，活磁石40g（先煎），血竭花6g（为面冲服），姜黄连3g，水煎服。治疗眼病。

急慢性结膜炎

加味金花丸：焦栀子15g，黄芩12g，盐柏6g，川黄连1g，大黄1g，金银花炭60g，赤芍20g，生地榆20g，黑元参20g，地骨皮60g，水煎服。治疗急慢性结膜炎。

中心性视网膜炎

七子滋肾养肝汤：白蒺藜30g，楮实20g，覆盆子15g，胡麻仁12g，车前子30g，菟丝子20g，五味子10g，桑叶30g，巴戟天12g，山茱萸10g，肉苁蓉20g，云故纸10g，云母60g（先熬），细辛60g（后入），水煎服。治疗中心性视网膜炎。

眼瘫

续命汤：桂枝15g，附子10g，川芎10g，麻黄6g，丹参30g，赤芍20g，杏仁6g，防风6g，黄芩30g，防己10g，全蝎10g，菊花30g，钩藤20g，水煎服。治疗双目上斜肌不全麻痹（眼瘫）。

色素膜炎

青夏益肝汤：青葙子30g，夏枯草30g，防风6g，焦栀子20g，大黄1g，郁李仁3g，生石膏60g（先煎），生石决明60g（先煎），赤芍20g，野菊花20g，茺蔚子20g，血竭花6g（为面冲服），蝉蜕15g，水煎服。治双眼色素膜炎。

慢性角膜炎

三花饮：密蒙花20g，焦栀子15g，丹皮15g，青皮10g，羌活6g，防风6g，荆芥穗10g，白菊花30g，茺蔚子15g，蔓荆子20g，旋覆花15g，水煎服。治疗慢性角膜炎。

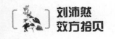
慢性结膜炎

蒙花消赤汤：密蒙花20g，附子6g，焦栀子20g，知母15g，盐柏12g，怀牛膝20g，大黄6g，野菊花30g，龙胆草6g，白薇15g，蚕沙30g（包煎），寒水石60g（先煎），水煎服。治疗慢性结膜炎。余治一病人服6剂后一直未作。

虹膜睫状体炎

赤芍攫赤汤：赤芍20g，密蒙花20g，金银花30g，生地30g，焦栀子15g，丹皮15g，大黄3g，白薇20g，蚕沙60g，水煎服。治虹膜睫状体炎。

漏睛脓出、脓汁和泪相杂

五花丸：金沸草用30g，巴戟天10g，川椒1g，枸杞子20g，野菊花60g，砂壳6g，酒黄柏6g，炙甘草20g，此为汤剂，如为丸，金沸草用120g。《证治准绳》载漏睛脓出，脓汁和泪相杂。

白内障

交加汤：酥龟板45g，明没药10g，当归身20g，蝉蜕20g，夜明沙40g（包煎），木贼60g，菟丝子20g，菊花15g，蛇蜕15g，秦艽10g，石决明60g（包煎），水煎服。治疗白内障。

色盲

加减益气聪明汤：蔓荆子15g，荆芥穗10g，菊花60g，羌活6g，升麻6g，葛根20g，细辛30g，盐柏6g，巴戟天20g，肉苁蓉20g，辛夷20g，夜明沙30g（包煎），密蒙花12g，五灵脂10g，元参30g，水煎服，治疗色盲。连服60剂，辨色正常。

阳虚耳衄

瞿麦平衄汤：瞿麦60g，菊花20g，金银花60g，连翘30g，蒺藜10g（炒），薄荷3g，黄芩6g，僵蚕20g，磁石粉30g（先煎），附子6g，甘草20g，水煎服。治阳虚耳衄。

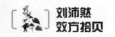
感音性耳聋

芦路汤：芦荟1.5g，路路通6g，辛夷12g，蔓荆子12g，升麻10g，葛根15g，盐柏10g，赤芍20g，炒苍耳子10g，龙胆草6g，蝉蜕12g，川芎10g，磁石粉30g（先煎），水煎服。治疗感音性耳聋。

梅尼埃病

钩藤抑眩汤：钩藤20g，白薇20g，夏枯草60g，郁金10g，泽泻60g，瓜蒌皮20g，大黄1g，紫葳20g，竹茹20g，七爪10g，生石决明40g（先煎），水煎服。主治梅尼埃病。

玳瑁泽泻汤：玳瑁15g（先煎），泽泻90g，云故纸15g，天竺黄20g，蝉蜕20g，葛花15g，贡白术6g，僵蚕12g，磁石粉60g（先煎），柴胡20g，水煎服。治疗梅尼埃病。

耳源性眩晕

降升补泻汤：橘红12g，半夏30g，云故纸15g，泽泻60g，贡白术10g，水蛭15g，茯苓30g，木通6g，浮萍20g，赤芍20g，葛根20g，磁朱丸12g，鲜生姜30片，水煎服。治疗耳源性眩晕。

老年耳鸣耳聋

轻清桑枝饮：桑枝30g，五加皮10g，郁金炭10g，路路通1个，通草6g，蜜枇杷叶20g，连翘30g，生石决明60g（先煎），莱菔子12g，钩藤10g，磁石30g（先煎），柴胡10g，白薇6g，水煎服。治老年耳鸣耳聋。

眩瞑（夜重）

竹茹瓜蒌汤：竹茹20g，瓜蒌30g，泽泻30g，半夏12g，天竺黄12g，橘络12g（后入），郁金15g，茯苓60g，桑枝30g，水煎服。治疗眩瞑（夜重）。

严重眩晕

十味温胆汤：竹茹20g，海浮石20g，半夏15g，陈皮12g，泽泻30g，茯苓15g，生龙齿30g（先煎），蔓荆子15g，黄芩6g，枳实12g，菊花20g，甘草10g，生牡蛎40g（先煎），水煎服。治疗严重眩晕。

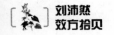

肾虚性耳聋

芎芷散：川芎9g，白芷9g，细辛6g，陈皮9g，炒苍术9g，石菖蒲9g，厚朴9g，半夏9g，木通6g，肉桂6g，苏叶6g，甘草6g，鲜生姜3片，葱白两茎（可加山茱萸30g），水煎服。治肾虚性耳聋。

慢性鼻炎

磁石弄丸：磁石60g（先煎），柴胡20g，枸杞子15g，薤仁15g，茯苓20g，泽泻20g，蝉蜕15g，僵蚕15g，菊花30g，辛夷15g，天南星1g，水煎服。治上颌窦炎、慢性鼻炎。

副鼻窦炎

副鼻窦汤（仓卒升降汤）：炒苍耳子10g，附子20g（先煎），焦栀子20g，蝉蜕15g，僵蚕15g，大黄1g，辛夷15g，赤芍20g，路路通3个，天南星3g，香薷15g，葱根须寸许，同煎。治疗副鼻窦炎。

鼻痤疮

芦荟消痤汤：芦荟3g，赤芍20g，大黄1g，防风6g，生石膏60g（先煎），焦栀子20g，连翘30g，苦参10g，竹叶10g，龙胆草6g，白薇20g，水煎服。治疗鼻痤疮。

过敏性鼻炎

取渊汤：辛夷30g，当归20g，焦栀子20g，柴胡15g，浙贝10g，玄参20g，水煎服。治疗过敏性鼻炎。

肥厚性过敏性鼻炎

辛夷通颠汤：辛夷20g，半夏20g，菊花30g，葛根20g，蔓荆子15g，附子30g（先煎），焦栀子20g，荆芥15g，当归15g，干姜6g，生地30g，僵蚕20g，蝉蜕15g，水煎服。治疗肥厚性过敏性鼻炎。

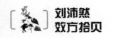
鼻出血

蒲黄止血汤：生蒲黄24g（包煎），丹皮12g，莲房炭15g，生地炭30g，阿胶15g（烊化），龙骨30g（先煎），怀牛膝20g，马勃15g，龙齿30g（先煎），茜草炭15g，乌梅1个，知母12g，水煎服。治疗鼻出血。

咽哽

抒哽汤：薤白20g，怀牛膝12g，海浮石60g（先煎），半夏20g，茯苓20g，夏枯草30g，蝉蜕20g，升麻6g，钩藤20g，鲜生姜20片，水煎服。主治咽哽。

发颐（腮腺硬肿）

二金煎：郁金15g，鸡内金15g，蚕沙60g（包煎），怀牛膝20g，黑元参60g，忍冬藤30g，赤芍20g，丹皮15g，附子3g，大黄1g，水煎服。治发颐（腮腺硬肿），2剂消退。

慢性咽炎

浮石咸消汤：海浮石60g，急性子15g，青菓榄15g，麦冬15g，茯苓20g，苏子12g，沉香6g，半夏15g，当归12g，前胡15g，桂心6g，桔梗20g，远志6g，蝉蜕20g，水煎服。治疗慢性咽炎。

藿香香宁汤：藿香15g，苏叶20g，海浮石60g，白慈姑20g，半夏20g，胆南星3g，零陵香20g，石菖蒲20g，郁金15g，水煎服。治疗慢性咽炎。

急慢性咽炎、扁桃腺炎

清咽汤：紫苏叶20g，荆芥穗12g，防风6g，桔梗15g，杏仁10g，薄荷10g，浮萍10g，生枳壳20g，恶实20g，僵蚕15g，前胡20g，青果12g，甘草12g，水煎服。治疗急慢性咽炎、扁桃腺炎。

口腔及咽部溃疡

紫苏升降散：紫苏20g，天南星1g，云故纸30g，石斛15g，

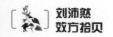
桔梗20g，金果榄15g，升麻3g，防己3g，黄芩10g，水蛭15g，防风6g，藿香15g，僵蚕6g，蝉蜕10g，水煎服。治疗口腔及咽部溃疡。

咽后壁溃疡

陵零六香汤：陵零香15g，防风6g，白附子6g，附子20g，天南星3g，苏叶10g，葛根10g，升麻6g，柴胡30g，泽兰20g，羌活6g，独活3g，地龙20g，藿香20g，生、炙甘草各10g，水煎服。治疗咽后壁溃疡。

前胡消盈汤：前胡20g，生甘草30g，防风6g，焦栀子12g，藿香10g，升麻15g，白芷6g，石斛15g，生地炭30g，木通6g，竹叶30g，桂枝6g，附子12g，吴茱萸10粒，蝉蜕20g，水煎服。治咽后壁溃疡。

急性扁桃腺炎

王氏八正顺气散（治喉痛诸症）：恶实20g，黑元参20g，茯苓30g，木香1g，枳壳6g，桔梗15g，赤芍15g，砂仁1g，厚朴6g，半夏20g，青皮10g，陈皮10g，焦栀子20g，水煎服。治急性扁桃腺炎。

豆根煎：山豆根12g，恶实12g，射干6g，红金灯10个，青果12g，荆芥6g，金银花30g，防风6g，甘草6g，水煎服。主治急性扁桃腺炎。

假声带肥厚喑哑

桔梗苦酒汤：桔梗30g，半夏20g，附子3g，甘草20g，醋一盅，同煎。治假声带肥厚喑哑。

声带麻痹

沙参辅阴汤：沙参30g，半夏15g，红金灯10个，茯苓30g，怀牛膝12g，金果榄12g，干姜3g，醋半盅为饮，水煎服。治疗声带麻痹。

梅核气

清咽饮：风化硝15g，半夏20g，橘红10g，大黄1g，茯苓20g，苏叶20g，僵蚕15g，桔梗12g，连翘30g，诃子6g，杏仁6g，甘草12g，水煎服。《证治准绳》载治梅核气。

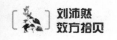

咽喉肿痛

射干汤：射干30g，升麻20g，芒硝10g（后入），马勃20g（布包再熬），苏叶20g，水煎服。主治咽喉肿痛。

续随百部汤：续随子6g，诃子6g，百部10g，大海10g，羌活6g，藁本6g，天南星6g，蝉蜕20g，钩藤30g，怀牛膝12g，全蝎6g，大黄3g，厚朴15g，枳实15g，水煎服。治疗咽喉肿痛。

咽炎、咽痛

上行引子：白附子3g，附子1g，羌活3g，青果榄30g，升麻6g，防风6g，半夏12g，石斛20g，焦栀子12g，藿香10g，水煎服。治疗咽炎咽疼。

口腔溃疡

升阳散火汤：葛根20g，升麻3g，柴胡20g，防风6g，羌活6g，独活10g，赤芍20g，生、炙甘草各10g，蝉蜕20g，僵蚕15g，木通6g，灯心草3g，杏仁6g，水煎服。治疗口腔溃疡。

醒胃解酒方

养胃进食葛花汤：葛花用量在60g，多配伍冬瓜子、文术、炒干漆、生地、麦冬、蜜枇杷叶（干漆用量极少）。葛花能醒胃解酒，引湿热从肌肉出，有养胃进食之效。

牙痛

二辛煎加味：生石膏30g（先煎），细辛15g（后入），升麻15g，槐花20g，地骨皮30g，丹皮10g，酒黄芩10g，川芎6g，白芷6g，荆芥12g，防风6g，甘草10g，水煎服。治牙痛。

黑舌

姜黄益火汤：姜黄15g，附子30g，肉桂6g，干姜6g，生艾叶12g，茯苓20g，贡白术12g，白芍20g，焦栀子20g，水煎服。治疗黑舌。

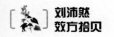
严重舌裂症

附子复舌汤：附子30～60g（先煎），党参15g，贡白术20g，茯苓30g，肉桂1g，干姜3g，莲房30g，五灵脂20g，蕤仁15g，蔓荆子20g，炙甘草60g，煎服，40剂痊愈。主治严重舌裂症。

舌炎

生甘草汤：生甘草30g，党参12g，白术10g，茯苓30g，附子20g（先煎），陈皮12g，水煎服。治疗舌炎。

舌尖麻痹

治舌尖麻痹方：舌尖麻痹已一年之久，用吴茱萸10粒，党参15g，贡白术6g，茯苓20g，附子40g（先煎），白附子6g，天南星6g，水蛭12g，半夏10g，甘松12g，藿香10g，佩兰12g，水煎服，30剂而愈。

过敏性唇肿

野菊升麻汤：野菊花60g，升麻10g，蔓荆子20g，大黄6g，丹皮10g，川芎6g，川黄连1g，生地20g，竹叶30g，焦栀子20g，薄荷6g，连翘30g，蝉蜕20g，水煎服。治嘴唇水肿、过敏性唇肿。

口唇血管水肿

青叶马勃汤：大青叶40g，马勃15g，恶实15g，葛根20g，蝉蜕20g，生石膏60g（先煎），木通6g，赤芍20g，红花15g，丹皮15g，水煎服。治疗口唇血管水肿。

口腔糜烂

启迪汤：竹叶90g，川黄连3g，麦冬20g，生甘草20g，水煎服。治口腔糜烂、小肠火热。

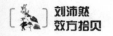
九窍出血

南天竺饮：瞿麦60g，焦栀子30g，灯心草3g，甘草20g，生姜1块，大枣5枚，水煎服。治九窍出血。

食管异物嵌塞

白蜜煎：白蜜120g，红人参6g，急性子15g（炒），半夏20g，威灵仙30g，海浮石30g，钟乳石60g（先煎），炙甘草20g，兑水煎服。治疗食管异物嵌塞。

附录

原书与本书药名对照表

原书药名	本书药名
艾炭	艾叶炭
白慈菇	白慈姑
白蔻	白豆蔻
白敛	白蔹
白敛炭	白蔹炭
白微	白薇
白藓皮	白鲜皮
不留行	王不留行
蚕蜕	蝉蜕
菖蒲	石菖蒲
炒苍耳	炒苍耳子
车前	车前子
澄茄	荜澄茄
楮石、楮实子	楮实
川军	大黄
川连	川黄连
川楝	川楝子

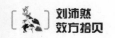

原书药名	本书药名
川羌	川羌活
慈姑	山慈姑
苁蓉	肉苁蓉
醋延胡	醋延胡索
寸冬	麦冬
大茴	大茴香
胆草	龙胆草
胆星	胆南星
灯心	灯心草
地丁	紫花地丁
冬虫草	冬虫夏草
冬花	款冬花
兜铃	马兜铃
豆根	山豆根
法夏	法半夏
粉葛根	葛根粉
膈腧	膈俞
贡术	贡白术
枸杞	枸杞子
光菇	光慈姑
孩儿茶	儿茶

原书药名	本书药名
红蔻	红豆蔻
胡连	胡黄连
葫芦巴	葫卢巴
花粉	天花粉
怀膝	怀牛膝
淮山药	怀山药
寄奴	刘寄奴
寄生	桑寄生
姜连	姜黄连
芥穗炭	荆芥穗炭
芥子	白芥子
炙川	炙川
酒柏	酒黄柏
酒军	大黄
酒芩	酒黄芩
酒芍	酒白芍
考的松	可的松
坤草炭	益母草炭
栝蒌根	瓜蒌根
栝蒌	瓜蒌
栝蒌皮	瓜蒌皮

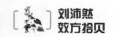

原书药名	本书药名
栝蒌仁	瓜蒌仁
李仁	郁李仁
良姜	高良姜
灵仙	威灵仙
蒌皮	瓜蒌皮
芦巴子	葫芦巴
鹿含草	鹿衔草
麻仁	火麻仁
毛慈菇	毛慈姑
蒙花	密蒙花
蜜冬花	蜜款冬花
蜜芪	蜜黄芪
母丁	母丁香
南星沫	天南星
肉蔻	肉豆蔻
沙菀	沙苑子
沙菀蒺藜	沙苑子
山甲	穿山甲
山奈	山奈
山萸肉	山茱萸
山萸	山茱萸

原书药名	本书药名
生绵芪	生黄芪
生南星	生天南星
生枣仁	生酸枣仁
石苇	石韦
双花炭	银花炭
天冬	天门冬
葶苈	葶苈子
土贝	土贝母
陀僧	密陀僧
吴萸	吴茱萸
五味	五味子
鲜姜	鲜生姜
玄胡索	延胡索
盐茴	盐茴香
益智	益智仁
薏米	薏苡仁
枣仁	酸枣仁
皂刺	皂角刺
皂角	皂荚
赭石	代赭石
志远	远志

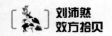

原书药名	本书药名
竺黄	天竺黄
紫崴	紫葳
紫油朴	紫油厚朴